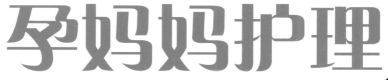

孕妈妈护理

专家指导

尹念/编 著

U0278357

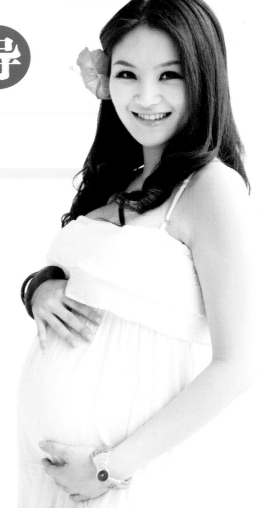

中国人口出版社

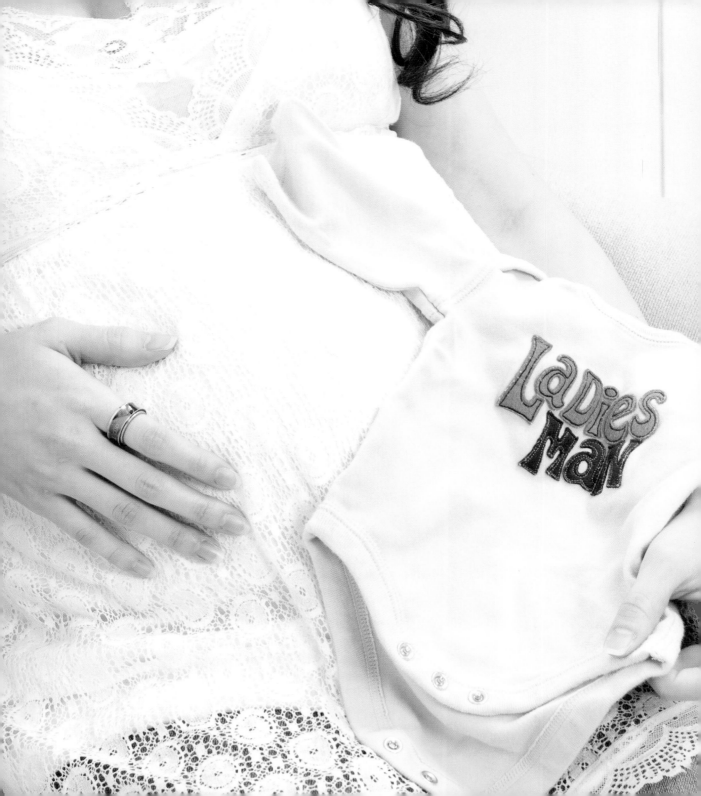

Contents 目录

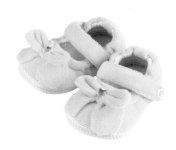

目 录

目录

第3章　孕4～7个月，美妙舒适的大肚期（孕中期）

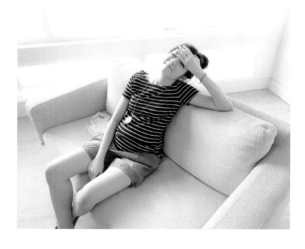

目录

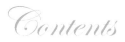

目录

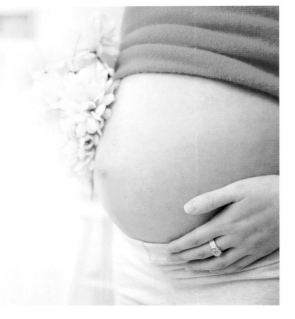

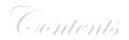

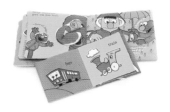

目录

第4章　孕8~10个月，期待宝宝的降生（孕晚期）

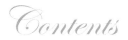

目录

第5章　分娩必修课

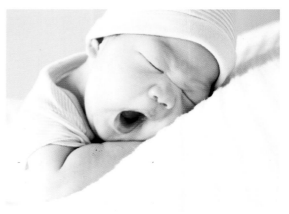

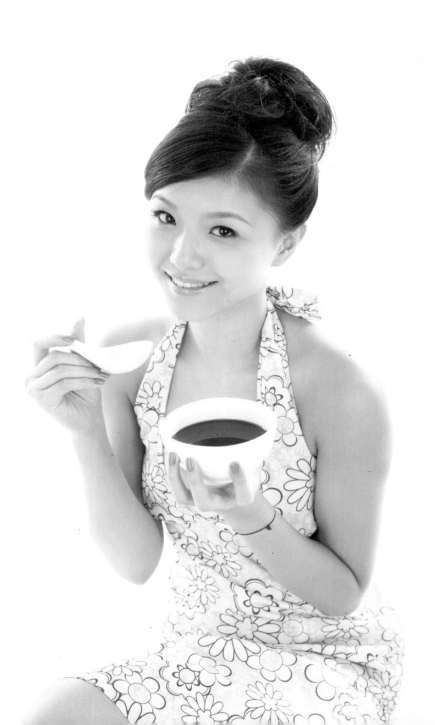

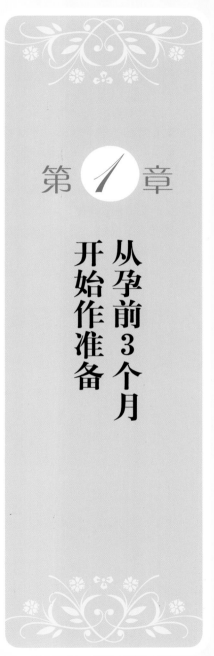

第 *1* 章

从孕前3个月
开始作准备

营养准备

营养均衡，定时定点

营养其实是一个整体工程，最讲究的就是合理搭配，营养摄入不足，当然需要补充；但某些营养素摄入过量，则会导致另一些营养素被排挤；而有些营养素即使摄入充足，没有另一些营养素的帮忙，身体也无法充分吸收利用。所以饮食需要均衡，营养才能达到最大化的吸收效果。

偏食、挑食容易导致某种营养素的缺乏，所以从备孕起，就要特别注意，每天的餐桌是否做到了营养全面，至少应包括供给大部分能量的谷物、维生素和矿物质含量丰富的蔬果、含有优质蛋白的豆类和乳类以及营养价值较高的鱼类、蛋类、肉类；另外，适当吃些坚果、菌类食物，尽量丰富营养。

如果准妈妈一日三餐没有相对固定的时间，每餐的食量没有相对固定的标准，有时候忍饥挨饿，有时候暴饮暴食，对身体都是很大的伤害，也无法为怀孕做到足够的营养储备，同样需要早些调整。在这段时间，准妈妈可以完全按照

油	25~30 克
盐	6 克
奶类及奶制品	300 克
大豆类及坚果	30~50 克
畜禽肉类	50~75 克
鱼虾类	50~100 克
蛋类	25~50 克
蔬菜类	300~500 克
水果类	200~400 克
谷类、薯类及杂豆	250~400 克
水	1200 毫升

吃饭第一的原则生活，把其他事都往后排。

上表是中国营养学会建议的准妈妈在孕前每天的食物摄入量，准妈妈可以对照一下，如果自己平日的饮食结构就很合理，一定要继续保持，如果没有达到要求，尽量调整。

专家指导

当然并不需要天天严格按照这个建议安排饮食，只要在一个较短的时间段内保持均衡即可，比如今天没有吃到的，明天补上，或者今明两天都没吃到的，后天补上，都没有问题。

提前3个月补充叶酸

准备怀孕的女性最好从孕前3个月开始科学地补充叶酸，因为孕早期（3~6周）是胎儿中枢神经系统生长发育的关键时期，而当你知道自己妊娠时，月经已过期1~2周，这时胎儿的脊索业已形成，心脏已开始跳动，许多预防神经管畸形的措施已经无效。所以，准妈妈最好从孕前3个月就开始补充叶酸，至少补充至孕早期结束。

叶酸是一种B族维生素，它的主要作用是预防胎儿出生缺陷。同时，叶酸还是胎儿大脑神经发育必需的一种营养素，对胎儿的细胞分裂、增殖和各种组织的生长也有着重要的作用。孕前及孕期坚持补充叶酸，可将新生儿神经管畸形发生率降低70%，还可防止新生儿体重过轻、早产以及婴儿腭裂（兔唇）等。

叶酸制剂怎么选，每天补多少

如今市面上有很多叶酸增补剂，但唯一得到国家卫生部门批准的、预防胎儿神经管畸形的叶酸增补剂是斯利安片，每片0.4毫克。每天只需要服用一片斯利安就能满足一天的叶酸需求。所以，建议你买这种叶酸增补剂来补充叶酸。

叶酸的摄入并非越多越好，世界卫生组织推荐准妈妈每日摄入叶酸400微克，即0.4毫克。有不少专门针对准妈妈的营养素制剂以及孕妇奶粉等，也含有适量的叶酸。建议准妈妈认真查看营养素制剂、孕妇奶粉中的叶酸含量，以避免重复补充叶酸，导致叶酸摄入过量。

如果过量摄入叶酸（每天超过1毫克），反而会干扰准妈妈的锌代谢。锌一旦摄入不足，就会影响胎儿的发育。

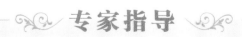

专家指导

需要注意的是，如果你在孕前有过长期服用避孕药、抗惊厥药史，或是曾经生下过神经管缺陷宝宝，则需在医生指导下，适当调整每日的叶酸补充量。

健康准备

学会测试基础体温，确定排卵期

我们都知道，在排卵期性交更容易受孕，但是怎样才能准确地知道自己的排卵日期呢？其中，能够自己监测的最准确的方法就是测量基础体温了。

基础体温是指人体经过6~8小时的睡眠后醒来，尚未进行任何活动（包括运动、饮食、情绪变化等可以改变体温的行为）之前所测量到的体温。基础体温通常是人体一昼夜中的最低温度。

正常育龄女性的基础体温会随着月经周期而发生变化，这种体温变化与排卵有关。正常情况下，女性在排卵前的基础体温较低，排卵后上升0.3℃~0.5℃并维持12~16天，在月经来潮前1~2天或月经来

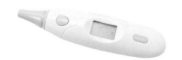

潮第1天体温降至排卵前的水平。下一个月经周期的基础体温又重复上述这种变化。

把每天测量到的基础体温记录在一张体温记录单上，并连成曲线，就可以看出月经前半期体温较低，月经后半期体温上升。基础体温从低转到高，表示已进入排卵期。由于卵子排出后可存活1~2天，精子在女性生殖道里可存活2~3天，因此，在排卵前2~3天和排卵后1~2天性交（也就是基础体温上升的前后2~3天）最易受孕。

一个完整的基础体温测试时段是从月经来潮的第1天开

始，一直测量到下一个月经周期。测量基础体温的方法虽然简单，但要求严格，还需要长期坚持，一般至少需要连续测量3个月经周期才能较准确地知道自己的排卵日期。

测量方法如下：

1 准备一支体温计和一张记录基础体温的记录单（如没有这种记录单，也可用一张小方格纸代替）。

2 从月经期开始，于每日清晨起床前，在不说话和不做任何活动的情况下，把体温计放在口腔里5分钟，然后把测量到的体温度数记录在体温记录单上。

专家指导

为了提高测量基础体温的正确性，应在每晚临睡前把体温计上的水银柱甩到35℃以下，并把它放在床头柜上或枕头边，以便使用时随手可取，因为起床拿体温计，会使基础体温升高，影响测量的精确度。

合适的体重更利于受孕

孕前太胖和太瘦都是不利于怀孕的。太瘦不但影响受孕，还会使宝宝生下来体重偏轻；太胖也会影响受孕，且会增加孕期妊娠高血压综合征、妊娠糖尿病的概率，还容易生出巨大儿。

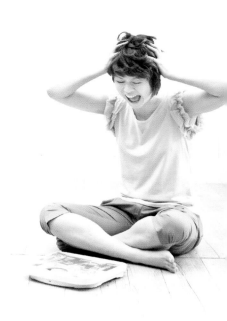

标准体重取决于 BMI 值。BMI 值是一种测量身体的体脂肪率的计算公式，公式是以身高和体重为计算基础的。

BMI 值（孕前体重）＝体重÷身高（米）的平方

如果 BMI 小于 20，说明准妈妈偏瘦，需补充营养。

如果 BMI 在 20 和 24.9 之间，说明准妈妈的体重在正常范围内，注意均衡饮食即可。

如果 BMI 大于等于 25，说明准妈妈体重有些超重，需将体重减至标准范围内。

如果 BMI 大于等于 30，说明准妈妈体重过胖，要尽量减肥。

举例说明：

比如体重为 50 千克，身高 1.6 米，那么，BMI 值 $=50 \div 1.6^2$，结果为 19.5。BMI 值小于 20，可判断为偏瘦。

✳ 偏胖的准妈妈要做到

1 早餐吃饱，不吃油炸、高热量食品；中午吃七分饱；晚餐尽量少吃。也可少食多餐。

2 加强锻炼，以中等或低等强度运动为宜，如每天爬楼梯 20 层，晚上原地跑步半小时或外出散散步，以及周末进行户外活动，爬山、游泳、打球等，但不要过于疲劳。

✳ 偏瘦的准妈妈要做到

1 三餐不可少，且要营养均衡，食材品种及颜色越多样越好。三餐间要加 2~3 次点心，选择高蛋白及高营养素的食物，如优酪乳、三明治、卤蛋、豆浆、馄饨、水果等。多喝排骨汤、鱼骨汤或鸡汤，以增加热量及营养素的摄取。

2 选用慢跑、打乒乓球、游泳、俯卧撑等小运动体育项目，使体重稳步增长。

3 身体和心理都需要充分休息，晚上最好在 10：30 左右睡觉，早上 7：30 左右起床。不要熬夜或加班，也不要焦虑不安，保持健康乐观的心态。

作好为人父母的心理调整

决定生孩子是人生的一件大事，怀孕会给生活带来一系列的变化。在怀孕前除了要作好物质、体力上的准备外，也要作好心理准备。千万不要小看了心理方面的准备，事实证明，有心理准备的准妈妈比没有心理准备的准妈妈孕期生活要顺利、从容得多，妊娠反应也轻很多。

＊接受怀孕的事实，愉快地怀孕

怀孕、生孩子是大多数女性必经的一个阶段，虽然会给自己的精神和体力带来很大的消耗，给生活带来很多不便，但同时也会带来幸福感和喜悦感。所以，不管你是正期盼着怀孕，还是觉得顺其自然就好，或是对此充满了恐惧、担忧，又或是在你没有任何准备的情况下突然怀孕了，一旦确认怀孕了，就要欣然接受这个事实。

＊接受怀孕带来的身体变化

很多准妈妈无法接受怀孕后，体形、体重等方面会发生很大的变化，甚至出现厌恶、憎恨的情绪，尤其是怀孕后期，身体变得越来越笨重，行动变得越来越不便。其实体形、体重的变化只是一时的，生完孩子之后，只要进行积极的运动锻炼，体形是会很快恢复的。

在孕期，你只要想着你肚子里孕育的是一个爱情的结晶，是一个会让自己的人生变完整的生命，你也许就会对这些变化不那么在乎了。

＊别将生男生女当成一种压力

在生男生女的问题上，女性承受的压力往往是最大的，一方面是来自公婆、父母及舆论的压力，另一方面是有的女性自己也受到传统观念的影响，更多地想要生男孩，于是无形中给自己很大的压力。

其实，生男生女并不是女性能决定的，决定孩子性别的是男性的 X 精子和 Y 精子，而男性一次提供的精子多达上亿，除非是人工授精干预，从这么大的数量中诱导一个去受精是一个人工无法操控的过程，与其面对这样精细复杂的过程望洋兴叹，不如顺其自然，因为生男生女而给自己压力是不值得的。

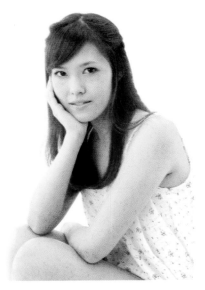

叶酸片必须天天吃吗，如果漏服了叶酸隔天补食可以吗

叶酸片必须天天服用，最好不要漏服，如果漏服了也不要补服。因为叶酸在体内存留时间短，一天后体内水平就会降低，如果遗漏，补服无效。不过，我们每日的饮食中也会摄入叶酸，如果只是偶尔一两次漏服，也没有关系。

如果在备孕阶段，补了3个月叶酸还没有怀孕，还要一直补下去吗

叶酸是一种水溶性维生素，也是一种人人都需要的营养物质。在正常饮食下，每日服用一片斯利安片，可维持体内叶酸水平，这种小剂量的增补剂一般不会引起过量。即使服用叶酸3个月后没有如期受孕，也可以继续补充直至怀孕。

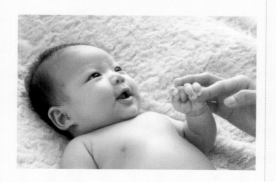

宝宝长大会像谁

外貌的遗传有选择性，一般有以下的规律：

肤色：宝宝的肤色遵循"相加后平均"的原则，是介于父母之间的中间色，不会比白的一方更白，也不会比黑的一方更黑。

身高：身高受遗传影响较大，70%取决于父母，但是不会向更极端化发展，总是向中间标准靠。就是说，父母都较高，子女成年后一般不会比父母更高，而父母较矮，子女成年后也不会比父母更矮，他们总是会达到一个更平衡的高度。

肥胖：父母如果都肥胖，子女肥胖的概率为50%，如果父母一方肥胖，子女肥胖的概率为40%。

双眼皮：如果父母一方为双眼皮，那么子女双眼皮的概率要远远大于单眼皮，如果父母都是单眼皮，那么子女很可能是单眼皮。

睫毛：父母中有一人如果是长睫毛，子女是长睫毛的可能性非常大。

至于其他外形的特征就不一定了，可能这样也可能那样。另外，有有趣的研究指出，宝宝将来喜欢谁，喜欢跟谁在一起，就会逐渐像那个人多一点。因此很多时候宝宝有可能像爸爸多一些，也有可能像妈妈多一些，甚至有的会跟自己的爷爷、奶奶或者舅舅、姑姑等非常像，主要看哪些基因在宝宝身上呈显性。

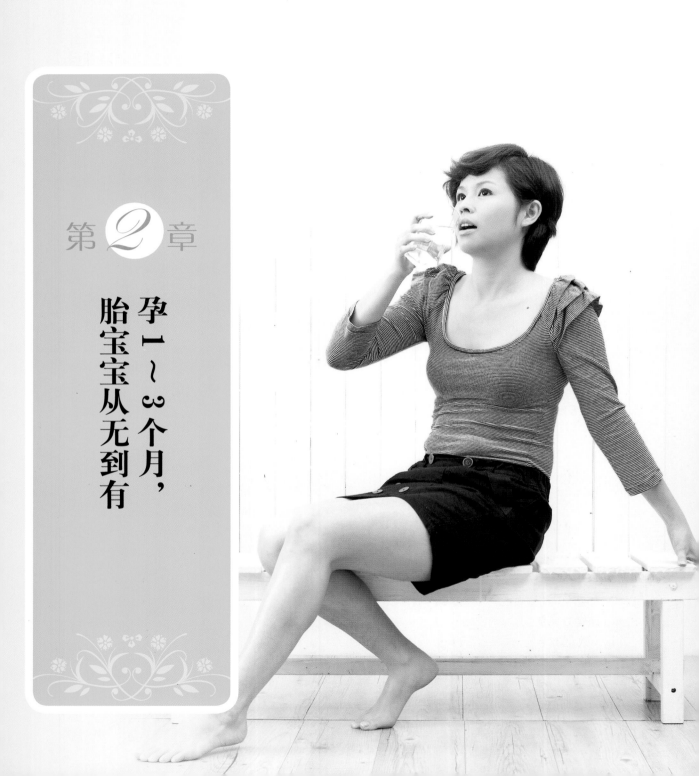

第 *2* 章

孕 1 ~ 3 个月，
胎宝宝从无到有

1~2 周
培育最优质的精子和卵子

百里挑一的卵子

从青春期开始，每一个月经周期，通常会有数以百计的卵子在卵泡中争相成熟，但是，最后只有成长最迅速的一个卵子可以顺利地从卵泡中排出，而剩余的竞争者会相继退化消失，可谓"百里挑一"。

理论上，这个排出的卵子应该是最能利用激素来达成自我成熟的，这个卵子排出后可存活1~2天，这期间它会沿着输卵管行进，若是遇到精子就成为受精卵，若是没有遇到，它会独自到达子宫，下一轮卵子竞争赛这时也会开始。

最优秀的一枚精子

精原细胞发育成为成熟的精子，这一过程需要90天左右。男性每次射精会排出3~6毫升的精液，含有大约两亿枚精子。

精子在被射入阴道后，能存活48~72小时，精子被射入阴道后，就会借助尾部的摆动向输卵管方向游动。经过大约3天，数亿枚精子中只有200枚左右到达了输卵管壶腹部，但最终只能有1枚精子成功与卵子结合。

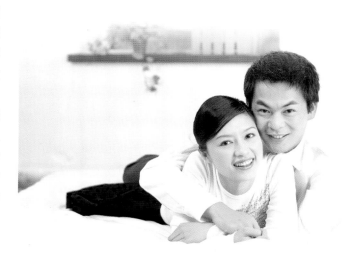

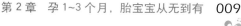

让卵子更优质的食物

准妈妈要尽量多吃绿色健康食品，远离垃圾食品，让身体轻快通畅；保持饮食营养均衡，补充足够的蛋白质、脂肪，并多吃含维生素的食品，使营养充足。对卵子有益的食物一定要注意多食用，因为不正确的饮食有可能损害孕力，而正确的食物则有助于保持并改善孕力。

下面推荐一些能够补益卵子，提高准妈妈受孕能力的食物。

* 富锌食物

锌有助于提高受孕能力，还有助于提高卵子活力，因此准妈妈要有意识地多吃一些含锌的食物。富含锌的食物有：

植物性食物：包括豆类、花生、小米、萝卜、大白菜等。动物性食物：以牡蛎含锌最为丰富，牛肉、鸡肝、蛋类、猪肉等含锌也较多。

其他食物：木松鱼、芝麻、花生仁、核桃等。

* 富含抗氧化物质的食物

提高卵子的质量主要是要防止卵子被氧化，这与精子活力的保持是一样的，维生素E有助于提高精子活力也是这个道理，因此准妈妈可每天吃一些富含抗氧化物质与维生素C的食物。这类食物包括番茄、橙子、苹果等新鲜蔬果。

* 豆类食物

黑豆可补充雌激素，调节内分泌。可以在经期结束后连吃6天黑豆，每天吃50颗左右。

准妈妈每天喝一杯豆浆可起到调整内分泌的作用，使月经周期保持正常，坚持一个月能明显改善心态和身体素质。

* 其他食物

中医认为，枸杞、红枣、无花果、熟地、山药等食物会让女性面色红润、月经规律，也可提高卵子质量，保持良好孕力。

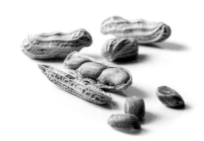

专家指导

保证卵子的活力有利于形成优质的受精卵，增强孕育能力，更有助于生出健康聪明的宝宝。卵子的质量与准妈妈的身体和精神状态也有密切的关系，准妈妈如果月经白带正常，身体健康，体重适当，心情轻松愉快，卵子就会拥有一个好环境，质量也会相对提高。

让精子更强壮的食物

　　顺利地怀孕除了需要一个优质的卵子，同样也需要有活力的精子，因此，准爸爸在饮食上除了要多吃对精子有益的食物外，还要注意避开一些会降低精子质量和数量的 杀精 食物。

✲ 有益精子的食物

　　锌元素可增加精子的活力，对精子的成熟和活动都有促进作用；精氨酸是精子的组成物质，也有增强精子活力的功能；维生素E被称为生殖醇，也有益于精子。含锌食物有豆类、花生、小米、萝卜、大白菜、牡蛎、牛肉、鸡肝、蛋类、羊排、猪肉等；含精氨酸的食物有鳝鱼、海参、墨鱼、章鱼、木松鱼、芝麻、花生仁、核桃、牛奶、黄豆、鸡蛋、瘦肉等；含维生素E的食物有胚芽、全谷类、豆类、蛋、甘薯和绿叶蔬菜等，准爸爸可以合理摄入这些食物。

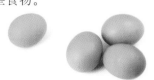

✲ 会降低精子质量的食物

　　炸鸡、炸薯条、烧烤等这类油炸烧烤食物，其中含有丙烯酰胺，可导致男性少精、弱精。

　　咖啡、浓茶、可乐、巧克力等食物中含较多咖啡因，咖啡因会使交感神经活动频繁，这也是它们可以提神的原因，同时它会让控制人体夜间活动的副交感神经受到压抑，使得准爸爸性欲减退。

　　奶茶、饼干、巧克力、沙拉酱、炸面包圈、薄煎饼、奶油蛋糕、方便面等食物，其中多含反式脂肪酸，这种物质会减少准爸爸激素的分泌，降低精子活性，中断精子在身体内的反应过程。

　　豆腐、豆浆等这类食物，其中含有丰富的异黄酮类植物雌激素，若摄入过多，会影响男性体内雄性激素的水平，不利于精子的生成。如果每天都食用大豆制品，精子数量会明显下降，所以，准爸爸吃大豆制品要适量，每周不要超过3次，每次不要超过100克。

　　男性长期大量食用芹菜会抑制睾酮的生成，会减少精子数量。

　　猪、牛、羊的肝、肾脏等动物肝脏、肾脏，以及猪腰、猪睾丸等动物内脏，里面均有不同含量的重金属镉，这种重金属元素会造成精子减少，还会影响受精卵着床，很可能造成不育。

专家指导

　　保证精子优质，需要准爸爸尽量避免睾丸接触高温环境，如桑拿房、蒸汽浴室，不将手机放在裤兜里，不将笔记本电脑放在膝盖上，不穿紧身裤，不长时间骑自行车等。准爸爸也不能太胖，太胖的话，腹股沟温度高，不利于精子生成和存活。

保健护理

坚持适当的运动好处多多

孕期做运动，对准妈妈和胎宝宝都有好处。

* 帮助准妈妈吸收钙

准妈妈若是能够经常去公园里参加户外运动，不仅能够呼吸到清新的空气，还能够使皮肤中的脱氢胆固醇转化成维生素 D，增进机体对钙与磷的吸收利用。既能够起到防止准妈妈发生骨质软化症的作用，还对胎儿的骨骼发育大有好处。

* 促进胎宝宝的生长发育

适当的运动不但能增强准妈妈的体质，还能够增加胎儿的血液供氧，加速新陈代谢，促进胎儿的生长发育。

* 日后宝宝性格会更好

经常运动的准妈妈身体的疲劳感与不适感会减轻，心情会比较舒畅。准妈妈的好心情自然会影响到胎儿，日后宝宝的性格会更好，这也算是一种极好的胎教方式了。

孕期做运动要注意什么

* 运动要循序渐进

准妈妈刚开始运动时，运动量要小，等到身体适应以后再逐渐增加量，不要一开始就做大量的运动，以至于身体承受不了。运动最好听从医生的指导建议，以保障运动的安全有效。在运动中倘若出现任何疼痛、气短、出血的现象，要立刻停止运动，去医院就诊。

* 运动要因人而异

不是每个准妈妈都适合运动的，假如准妈妈曾经有过先兆流产、早产、羊水过多或者过少、前置胎盘史，或者是患有心脏病、高血压、糖尿病等严重的内科并发症的，为了安全，可以不进行运动。

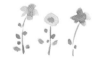

* 多做缓慢的有氧运动，避免剧烈运动

孕早期准妈妈要多做缓慢的有氧运动，如散步、瑜伽、爬楼梯等，每天可以定时定量地做一两项。日常的家务劳动如扫地、拖地、擦桌子、买菜也可以做，不过若是出现严重反应，就要减少家务劳动。而像跳跃、快速旋转、球类运动这样的剧烈运动则一定要避免。

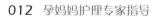

胎教时间

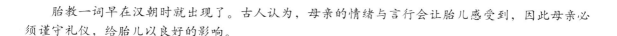

什么是胎教，胎教怎么做

胎教一词早在汉朝时就出现了。古人认为，母亲的情绪与言行会让胎儿感受到，因此母亲必须谨守礼仪，给胎儿以良好的影响。

今天胎教的含义要丰富得多，可以分为广义的和狭义的。广义的胎教是指为了使胎儿的身心都能够得到健康发育成长，同时为了保证孕产妇的安全所采取的精神、饮食、环境、劳逸等各个方面的保健措施。狭义的胎教是指在胎儿发育成长的各个不同阶段，给予其有针对性的、积极主动的、合理的信息刺激，促使胎儿建立起条件反射，从而促进其大脑机能、身体的运动机能、感官机能与神经系统机能的成熟。

* 常用的胎教方法

情绪胎教法：包括清静操和冥想。这不但是一种很好的胎教法，而且对准妈妈的分娩、产后休养也有帮助。

营养胎教法：指根据准妈妈怀孕各个时期胎儿发育的特点，指导准妈妈如何通过饮食来补充各个时期所需要的营养，防止孕期疾病。

音乐胎教法：有两种产生效果的方法。一是准妈妈自己从音乐中感受美好，从而将良好的心绪传递给胎儿；二是直接通过音波来刺激胎儿听觉器官的神经功能。

抚摩胎教法：适度而有规律地抚摸腹部，能够刺激胎儿的触觉，激发胎儿活动的积极性，有利于胎儿大脑功能的协调发育。

对话胎教法：指父母亲通过动作以及声音和腹中的胎儿进行对话的胎教法。在对话过程中，胎儿可以通过听觉与触觉感觉到父母对他充满爱的呼唤，非常有利于胎儿的身心发育。

触压、拍打胎教法：准妈妈从可以在腹部明显地触摸到胎儿的头、背以及四肢时起定期轻轻拍打或者抚摸胎儿，这样能够让胎儿建立起有效的条件反射，强健四肢。

专家指导

在怀孕期间，准爸爸和准妈妈如果能够相亲相爱、互相包容，并用极大的爱心共同关注胎儿的成长，使整个家庭在孕期都沉浸在温馨和充满爱的氛围之中，这样胎儿就会安然舒畅地在准妈妈的腹中顺利成长，宝宝出生后往往聪明健康。

3~4周
胚胎悄然在子宫着床

受精卵形成，胎宝宝性别确定

数以亿计的精子离开准爸爸，大约3天后，有约200个精子进入输卵管的壶腹部，在排卵期一个成熟的卵子排出并进入输卵管最粗的壶腹部等待精子的到来，与卵子相遇后，所有的精子都会头部朝向卵子，向卵子内部运动。其中最有活力的精子，会最早穿透卵子外面的透明带进入细胞内部，正式与卵子结合，形成受精卵，生命之旅就此开始。如果两侧卵巢都有卵子成熟并排出，就有可能形成异卵双胞胎或多胞胎。这时卵子外面的透明带就会阻止其他的精子再进入。受精卵在最初的分裂中，如果分裂成两个胚泡，也会形成双胞胎，这是同卵双胞胎，将来的两个婴儿会非常相像。

在精子进入卵子内部的那一刻起，胎宝宝的性别就决定了，如果精子携带的性染色体是X染色体，胎宝宝就是女孩，性染色体是Y染色体，胎宝宝就是男孩。

准妈妈身体外观无明显变化

准妈妈的身体在外观上看来没有任何变化，但是身体内部在悄悄发生着改变。

准妈妈身体内部开始分泌出一种黄体激素，这种激素能使子宫肌肉变得柔软，方便胚胎着床和防止流产，并且会给身体和下脑丘发出信号，提示不需要再次排卵了，同时也阻止了月经的再次来潮。当这种激素随着胚胎的发育分泌得越来越多，准妈妈的身体就会感觉不适了，开始出现早孕反应，也就是身体通知大脑，怀孕了。此外，准妈妈的子宫颈黏液会变得更加黏稠，结合血液形成黏液栓，使子宫封闭起来，给胎宝宝一个更安全的环境。

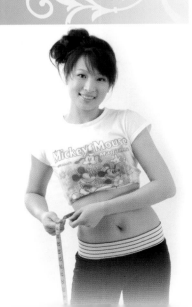

小心这些易致畸的食物

因为胎宝宝的中枢神经系统的发育主要在孕早期，因此，怀孕的头3个月，又称致畸敏感期，准妈妈在这段时间需要多上心，尽量避开易致畸的食物。

1 久存在自来水管中的水。自来水管多为铅制产品，而铅是一种高致畸物质，较长时间没有用水，打开水管后最好将老旧水放掉用新水。另外，也不要直接用水管中的热水，无论饮用还是煮饭都不要用。食用水最好用冷自来水煮沸3分钟。另外，罐头食品、方便食品，在包装或生产过程中，容易被铅污染，也不适宜在孕早期食用。而日常用的玻璃制品和有彩釉的瓷器最好也避开，其中也含有铅。

2 被汞污染的鱼类。如金枪鱼、鲈鱼、剑鱼、鳟鱼、梭子鱼等，不要经常吃，每周食用不要超过一次，以免体内汞过量，伤害胎宝宝的神经发育。

3 被弓形虫污染的食物。弓形虫是一种特别容易感染胎宝宝，导致其畸形的寄生虫，一般寄生在蔬菜、水果表面，还有猪肉、牛肉和羊肉中。食用蔬菜水果时，要仔细清洗，可去皮的最好去皮。肉类需煮熟再吃，切生肉和内脏的菜板要单独使用和存放，不要污染其他炊具。

4 用大量催肥剂、添加剂等喂养长大的动物的内脏。如猪肝，含有超量的维生素A，维生素A超量后，胎宝宝的眼睛、骨骼、血液、皮肤、中枢神经系统、肝脏、生殖和泌尿系统都会受到伤害。

补充叶酸的美食

* 香菇西蓝花

原料： 西蓝花 500 克，香菇（干）5 朵。

调料： 淀粉（豌豆）、胡椒粉、盐各适量。

做法：

1 西蓝花择洗干净，掰成小块，放入开水中焯透捞出，用凉水漂透；香菇用温水泡开，去柄洗净。

2 锅中放入油，同时放入西蓝花、香菇稍炒，放入一杯开水，再把胡椒粉、盐同放入锅中烧开。

3 淀粉加水适量调匀成水淀粉，用水淀粉勾芡，汤汁收浓即可。

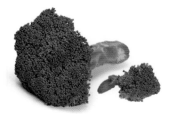

* 草菇烩芦笋

原料： 芦笋 500 克，草菇 150 克，鸡汤半碗，姜末、火腿末少许。

调料： 盐、水淀粉各少许。

做法：

1 芦笋削去发白的表皮，切寸段；草菇削去根，洗净，剖半。

2 将芦笋和草菇分别用沸水焯一下，转投入凉水中浸泡，取出沥水备用。

3 炒锅加油，烧热后下姜末炒开，趁大火把芦笋和草菇倒入锅中略炒，再下鸡汤烧沸，加盐调味，用水淀粉勾极薄的芡，装盘后点缀火腿末即可。

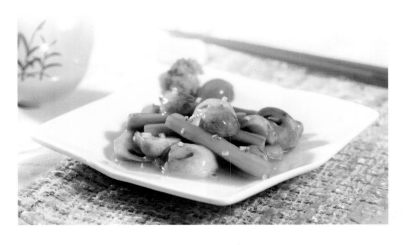

专家指导

　　叶酸容易受光和热的影响而失去活性，因此，蔬菜要尽量吃新鲜的，贮存得越久，叶酸损失就越多。烹调方式最好采用蒸、微波、大火炒的方式，避免长时间炖煮或高温油炸。

保健护理

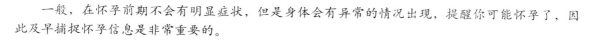

发现这些细微的孕期征兆

一般，在怀孕前期不会有明显症状，但是身体会有异常的情况出现，提醒你可能怀孕了，因此及早捕捉怀孕信息是非常重要的。

1 月经停止。月经如果超过10天没有到来，怀孕的可能性会比较大。

2 胃口变化。出现恶心、呕吐，平常喜欢吃的东西，现在不爱吃等。

3 乳房变化。乳头颜色变深，乳房会肿胀起来，轻轻触碰有疼痛感。

4 持续性的体温偏高或走低、尿频、头痛等，由怀孕时

5 身体分泌出的激素引起。精神疲乏，没有力气，想睡觉。

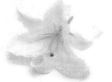

确定怀孕之前，把自己当孕妇对待

在这个阶段，怀孕与否可能还验不出来，但是为保险起见，即使还没有确定自己怀孕，你也要从心理上慢慢转变，适应和接受自己成为孕妇的现实，这样才能够自然而然地用一个孕妇的标准来要求自己，言行举止、生活习惯也会变得对胎宝宝有利。

1 衣着：怀孕后身体会变得更"娇气"，穿衣服也不能像以前那样随意了。选购衣服的原则就是宽松、柔软、舒适。绝对不能穿紧身衣，内衣最好也选纯棉的。妆最好也不要化了，做一个美丽的素颜孕妈妈吧。

2 饮食：一日三餐要按时定量吃，尤其是不能不吃早餐。太甜的、太辣的、太凉的等一切对身体有刺激的食物，都要列入你的饮食"黑名单"。

3 睡眠：改掉一切不规律的作息，调整体内的生物钟，不要熬夜，每天定时上床睡觉。如果你是一个"网虫"，那就更应该注意了，黑白颠倒的生活对胎宝宝有百害而无一利。

4 出行：再也不能像以前一样，想跑就跑，想跳就跳了。扔掉你的高跟鞋，换上舒适的平底鞋。坐公交车时也不要冲在最前面跟别人抢座了。

5 情绪：过度兴奋、悲伤、愤怒、压抑都是孕期的大忌，胎宝宝可不喜欢"阴晴不定"的妈妈呢，所以尽量让自己变得平静而柔和吧。

胎教时间

优境胎教：给准妈妈创造良好的环境

胎教最重要的条件之一是使胎宝宝生活在优良的环境中，即优境胎教。

✳ 胎宝宝所处的环境可分为内环境和外环境

内环境，即准妈妈的身体，内环境还可以细分为：

心理环境：准妈妈的精神状态和意识（修养、兴趣、爱好、职业等）。

生物化学环境：准妈妈的营养状况、药物反应、伴随情绪波动产生的内分泌激素等。

物理环境：准妈妈的心脏跳动的节奏变动、姿势变换、抚摸拍打、胃肠蠕动等。

外环境，即准妈妈生活的环境（包括准爸爸的影响）。准妈妈大部分的时间都会在居室里度过，所以居住环境的好坏不但关系到准妈妈个人的健康问题，而且更为重要的是关系到准妈妈能否顺利怀孕、怀孕后胎宝宝是否能健康生长发育、智力发育如何等一系列的问题。因此，准妈妈及准爸爸一定要努力创造好的居室环境。

所谓优境胎教，就是要为胎宝宝营造一个内、外都很好的生活环境，让胎宝宝能够愉快地成长，主要内容有：

1 保持身心健康愉悦，养成良好的生活习惯，保证合理的营养。

2 和准爸爸一起提高对音乐、语言、思想情操各方面的修养，避免外界环境不良因素的刺激。

3 准妈妈的房间不一定要很大、很宽敞，可布局一定要科学合理。房间的整体布局应当以舒适明亮为主，色彩亮丽的环保材料是不错的选择。房间要收拾得干净整洁，家具位置摆放也要合适。这样准妈妈生活在其中自然会感到精神愉悦，有利于胎宝宝的生长。

专家指导

居室里如果噪声很多、很大会扰乱准妈妈的心绪，使准妈妈的听力下降，还会让肚子里的胎宝宝感到不安，影响胎宝宝脑功能的发育。所以，居室内一定要保持安静，不要大声喧哗，家人更不要当着准妈妈的面大声地争吵。

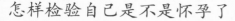

怎样检验自己是不是怀孕了

大约在同房后 14 天可使用验孕试纸检验出是否怀孕，所以当发现月经没有如期而来时，可以试着用验孕试纸测试一下。在拿到验孕试纸后应首先读懂说明书，了解正确的使用方法，然后去卫生间仔细地按照说明去做。原则上只要使用尿液测试即可得出结果，但我们建议最好使用当天早上第一次尿液测试，这样的结果才最准确。如果验孕后出现阳性（有两条色带）则表示可能怀孕了，如果出现弱阳性（一条深、一条浅的色带），也要考虑怀孕的可能性。

虽然验孕试纸的结果基本是准确的，但还是不能排除因为时间、尿液的浓度、月经的准确度等因素造成的误差，最好还是配合医院检查，确保结果更准确。.

去医院验孕还有一个重要原因，就是初次检查时，医生除了判断准妈妈是否怀孕外，还会确认是否为正常的怀孕。一般如果出现一些特别明显的不利于怀孕的情况，医生可以及早地发现并给出相应的建议，以便于及早采取相应措施。

确定怀孕后，还能进行性生活吗

孕早期（1~3 个月），胚胎和胎盘正处在形成时期，胎盘尚未发育完善，如果此时进行性生活，容易引起子宫收缩，加上精液中含有的前列腺素对产道的刺激，使子宫发生强烈收缩，很容易导致流产。因此，在孕早期，准妈妈和准爸爸都需要克制一下，尽量暂停甜蜜性爱。

这一时期由于准妈妈体内内分泌发生变化，加之对胎儿的担心，准妈妈对性生活可能缺乏兴趣，甚至会表现出对准爸爸的讨厌和不满意。作为准爸爸，要对准妈妈给予理解和体贴，与准妈妈探讨采用别的方式来交流夫妻感情。准爸爸绝对不能只顾着满足自己的欲望，而不顾准妈妈的感受以及肚中的胎儿。

如果在这一时期实在忍不住想过性生活，首先要注意性交时的体位，要采取不压迫准妈妈腹部的姿势；其次动作要温柔，插入不要太深，避免剧烈刺激；再次，要注意卫生；最后，要注意性生活的次数，一个月控制在 4 次以内为宜。

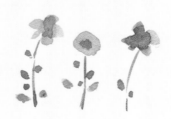
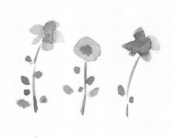

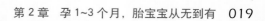

5 周
胎宝宝在飞速长大

胎宝宝从苹果子长成小葡萄

胚胎的主要器官是由胚层分化而来的。胚泡着床后，在第5周形成内、中、外3个胚层，外胚层分化成神经系统、眼睛的晶体、内耳的膜、皮肤表层、毛发和指甲等；中胚层分化成肌肉、骨骼、结缔组织、循环、泌尿系统；内胚层则分化成消化系统、呼吸系统的上皮组织及有关的腺体、膀胱、尿道及前庭等。

怀孕5周时小胚胎形成，大约长6毫米，有苹果子大小，外观很像小海马。神经系统和循环系统在这个时期最先开始分化。同时其他主要器官也开始出现并生长。

在怀孕4~5周时，胚胎的神经、心脏、血管系统最敏感，最容易受到损伤，许多致畸因素在此期非常活跃，多数的先天畸形都发生在这一时期。因此妈妈在此时要格外注意，不要接触X光和其他射线，不要做剧烈运动，并避免感冒、受凉，避免吃药，多吃营养健康的食物。

逐渐感觉到宝宝到来的信息

月经周期规律的准妈妈此时会感觉异常，超期如此之久是少见的事，有些心思细腻敏感的准妈妈还会在此时感觉到一种异于往常的充实感，这是激素在起作用，也是提醒准妈妈怀孕的一种方式，要开始准备验孕了。

这个时候，准妈妈从外观上看不出有什么变化，不过身体内部的子宫的确已经开始慢慢膨胀长大，以便为胚胎发育拓展出合适的空间。如果仔细观察，还会发现身体有其他变化，比如乳房敏感、胀痛，乳头触痛等，这些表征在初次怀孕的准妈妈身上表现得会更明显。

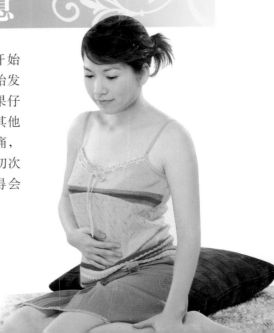

怀孕了都会孕吐吗，怎么避免

孕吐是早孕反应的一种。大多数的准妈妈是从孕5~6周开始发生孕吐，也有更早发生的。孕吐通常最容易发生在早晚，准妈妈会没有任何原因就发生呕吐。有的时候本来正在安安稳稳地吃饭，可能闻到了什么味道就会出现恶心、呕吐。如果准妈妈早上起床后，恶心、呕吐得厉害的话，不妨吃点干的食物，如咸饼干、烤馒头片、面包等，不喝粥或者汤，能够缓解呕吐。另外，这一时期，准妈妈的饮食一定要清淡，不吃辛辣、油腻、刺激性的食物。

＊孕吐是胎宝宝的自我保护

不少准妈妈对孕吐感到害怕、担忧，甚至极力地想要终止，其实这并没有必要，孕吐反应不但没有想象中那么恐怖，反而还有很神奇的作用呢。孕吐是胎宝宝发出的信号，是胎宝宝的一种本能自卫反应。

在生命的萌芽阶段，胎宝宝完全没有外力来表达他的存在，所以孕吐也是胎宝宝向你传递自己存在信息的手段，以此来提醒和督促你注意保护好自己。

＊怎么避免孕吐

1 放松心情，不少准妈妈孕吐反应严重都是由于心理紧张引起的，所以放松心情比什么都重要。要多了解一些孕期知识，多和周围的准妈妈交流一下经验，互相学习，以解除心理压力，也可以多与医生交流自己的情况。

2 尽量将餐厅的环境布置得赏心悦目，温度适宜，以刺激食欲，减少恶心的感觉。见到想吃的食物要马上吃，免得等一会儿又不想吃了。多喝水，多吃维生素含量丰富的食物，少吃多餐。每天都要吃些新鲜的水果和蔬菜，以免体内堆积太多酸性物质，使胃酸增多，引起孕吐。新鲜的水果和蔬菜都属于碱性，能够中和胃酸，缓解孕吐。

3 不能因为吃不下饭，恶心呕吐，乏力，就老是在床上待着，尤其是早上不要赖床，否则会加重孕吐。运动太少，会使恶心、食欲不佳、乏力等症状更加严重，而因为早孕反应严重又更加不去运动，就会慢慢形成恶性循环。所以，不要因为出现了孕吐反应就不去运动，相反，要运动才能减轻反应。

4 在医生的指导下服用维生素 B_6 来缓解孕吐。

专家指导

在手帕上滴几滴自己喜欢的味道，如橙汁，当闻到让自己感觉不舒服的味道时赶紧将手帕拿出来闻一闻，可以减轻恶心的感觉。

要确保孕期饮食卫生

　　进入孕期，饮食卫生对准妈妈的影响也增大，若误食含有害物质的食物，会对胎儿产生较大的负面影响。孕期的饮食卫生，除了要注意食物本身卫生，还要注意餐具卫生、就餐环境卫生，以及食物添加剂是否有害等。

1 蔬菜、水果应充分清洗干净，并用水冲洗干净残留的洗洁精，必要时可以放入清水中浸泡一下，去除表面的农药或者洗洁精残留物质。水果应去皮后再食用，以避免农药污染。

2 用专用的水果刀来切水果。切忌用菜刀切水果，因为菜刀常接触生肉、鱼、生蔬菜，会把寄生虫或寄生虫卵带到水果上，给孕妇带来安全隐患。最好是将切生熟食、切肉与蔬果的案板分开。切生肉后洗手，还要注意清洗案板和刀具，以免间接感染病菌。

3 尽量选用新鲜天然食品，避免食用含食品添加剂、色素、防腐剂物质的食品。如尽量饮用白开水，避免饮用各种含咖啡因的饮料。

4 吃完东西后要漱口，尤其是水果。因为有些水果含有多种发酵糖类物质，对牙齿有较强的腐蚀性，食用后若不漱口，口腔中的水果残渣易造成龋齿。

5 未经高温消毒的方便食品如热狗、生鸡蛋、生鱼片等要避免食用，以防止感染李斯特菌、弓形虫。

6 家里的炊具应尽量使用铁锅或不锈钢炊具，避免使用铝制品及彩色搪瓷制品，以防止铝元素、铅元素对人体细胞的伤害。

7 减少外出就餐，尤其是一些卫生条件差的排档、烧烤摊等，不仅食物、餐具、环境卫生不达标，就餐人员也比较复杂，不小心的话，很容易造成疾病的传播。必须在外吃工作餐的时候，尤其要挑选一个卫生放心的就餐之处，然后有选择地进食。

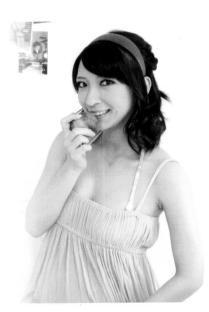

专家指导

　　吃海鲜时，一定要注意海鲜是否干净、新鲜，是否彻底加热、蒸熟煮透。如果有异味，疑变质或发现半生，应立即停止食用。

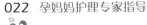
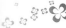

保健护理

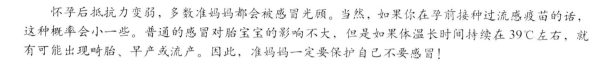

不小心感冒了，怎么办

怀孕后抵抗力变弱，多数准妈妈都会被感冒光顾。当然，如果你在孕前接种过流感疫苗的话，这种概率会小一些。普通的感冒对胎宝宝的影响不大，但是如果体温长时间持续在39℃左右，就有可能出现畸胎、早产或流产。因此，准妈妈一定要保护自己不要感冒！

＊缓解感冒不适的小妙招

1 刚刚感冒时感觉喉咙痛痒：用浓盐水漱口和咽喉，每隔10分钟1次。

2 鼻子不通气：在保温杯内倒入42℃左右的热水，将口、鼻部贴近茶杯口内，不断吸入热蒸气，每天3次。

＊饮食调理偏方

1 萝卜白菜汤：白菜心250克，白萝卜60克，加水煮好后放红糖10~20克。

2 姜蒜茶：生姜、大蒜各15克，洗净切片，加水1碗，煮成半碗，加红糖10~20克，趁热饮用，然后盖好被子，睡上一觉。

＊防胜于治

1 勤洗手，不用脏手摸脸、嘴巴和鼻子。

2 单独使用毛巾、餐具；每次刷完牙要将牙刷清洗干净，并将刷毛朝上，以加速其变干。

3 尽量少去人多的公共场所，外出乘公共交通工具时尽量戴口罩。

4 保持室内通风透气，并可放置水盆或加湿器，提高相对湿度。

5 注意足部保暖，否则足部受凉容易引起鼻黏膜血管收缩，易受感冒病毒侵扰。

6 多吃蔬菜水果，少吃盐。钠盐对上皮细胞功能有抑制作用，会降低抗病因子的分泌。

专家指导

感冒在孕前属于小问题，但怀孕后就有必要多加注意了。出现感冒症状如果比较轻微，可以采用上述方法，但如果感冒症状比较严重，建议准妈妈及时就医，避免因自己护理不当引起发烧，加重病情，反而对腹中胎宝宝不利。

长期面对电脑，怎么防辐射

很多准妈妈都必须面对电脑去处理一些工作上的事务。这时候，需要考虑的就是怎么样能让电脑辐射的影响更小一点了。

✳ 减轻电脑辐射的方法

1 时刻提醒自己和电脑保持距离：电磁辐射是随着距离的递增而逐渐衰减的，就是说离开的距离越远，受到的影响越小。所以准妈妈在用电脑的时候，要让自己的身体尽量远离电脑，能保持在半米以上最好。可以把屏幕和主机都往后推，让自己的双手伸直，方便操作键盘即可。

2 使用电脑的时间要控制：电磁辐射对人体的损害随着作用时间延长而增加，作用时间越长，损害越大。准妈妈操作电脑的时间每周不应超过 20 小时，另外，在电脑前待 1~2 小时之后最好能站起来走走。

3 上网时尽量不要坐到显示器的侧面，特别是工作的时候。如果旁边也有人用电脑，不要坐到辐射包围圈里。

4 可以为电脑换装液晶显示器，或使用笔记本电脑上网，会减轻辐射的危害。

5 给显示器装个保护膜，既能减轻辐射，还能保护眼睛。

6 可以每天喝 2~3 杯淡绿茶，绿茶有降低辐射危害的作用；橘子也有类似的效果，可以每天上午吃 1 个。

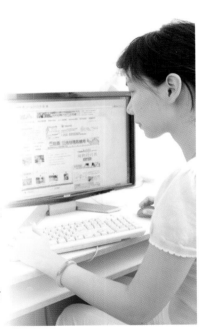

专家指导

有些准妈妈因怀孕后各种外出活动减少，便花很多时间在电脑前上网或玩游戏，以此消磨时间，这种做法对胎儿十分不利。电脑游戏中的紧张情节和惊险场面，对胎儿的刺激过大。要玩也要选择一些温和有趣的游戏，并且要控制游戏时间。

想象并画出胎宝宝的样子

　　你的心里是不是对胎宝宝的样子充满了期待？你心中的那个宝宝是个小子还是千金呢？他是什么模样？像自己多一点还是更像老公？为他画下第一幅属于他的画像吧，或者找一张你觉得和他长得最像的宝宝照片，把你想对他说的话和你的美好愿望写下来，将来这将是你和宝宝共同的美好回忆。

✳ 美好的想象是最棒的意念胎教

　　你不妨经常想象，胎宝宝有一张天使般的脸庞、健康的体魄、聪明的大脑……尽可能想象一切美好、健康、积极的因素，并盼望着他的到来，用自己的意象塑造理想中的胎宝宝。因为从胎教的角度来看，你的想象非同小可，它能通过意念构成胎教的重要因素，转化渗透在胎宝宝的身心感受之中，影响他的成长过程。你脑中时常萦绕着的对于胎宝宝的美好想象，对他正在迅速发育的大脑、形体和容颜以及各个脏器会有很大刺激，使得它们按照你的意念去发育成长。你要相信，你和胎宝宝是心有灵犀的，你的美好意念能让胎宝宝长得更完美。

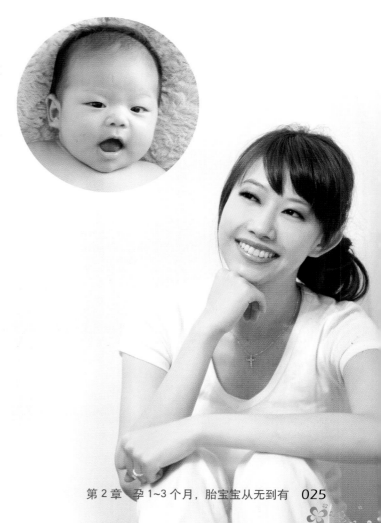

欣赏诗歌《你是人间四月天》

　　这首诗是民国时期的著名才女林徽因为儿子的出生而作的，诗中洋溢着儿子出生带来的喜悦以及母亲对儿子的希望，诗人要写下心中的爱，写下一季的心情。四月，是一年中春天的盛季，诗人将四月的春景比做她心里的那个小天使，字里行间都诠释着爱与希望。

你是人间四月天
　　　　一句爱的赞颂

我说你是人间的四月天；
笑响点亮了四面风；
轻灵在春的光艳中交舞着变。

你是四月早天里的云烟，
黄昏吹着风的软，
星子在无意中闪，
细雨点洒在花前。

那轻，那娉婷，你是，
鲜妍百花的冠冕你戴着，
你是天真，庄严，
你是夜夜的月圆。

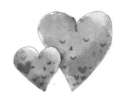

雪化后那篇鹅黄，你像；
新鲜初放芽的绿，你是；
柔嫩喜悦水光浮动着你梦期待中白莲。

你是一树一树的花开，
是燕 在梁间呢喃，
——你是爱，是暖，是希望，
你是人间的四月天！

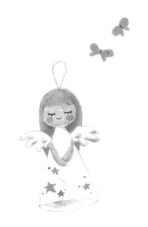

　　你饱含着对胎宝宝的爱来读这首同样爱子情深的诗歌时，腹中的胎宝宝一定会很享受，他能感受到你满满的爱。

胚胎在羊水中如快乐的鱼儿

胎宝宝现在的形状像个 C 字

胎宝宝现在的形状像个 C 字，面部有小黑点，那是将来的眼睛；小的空洞是鼻孔；深凹下去的地方，将来是耳朵；手和脚看上去像划船的桨。

胎宝宝的心脏在这一周可以跳到 150 次／分钟，可能是你的两倍，不过你现在还不能听到。这一周，胎宝宝生长得非常迅速，胚胎开始漂浮在充满液体的羊膜囊中，活像一条快乐地游弋在水里的小鱼儿。

虽然胚胎在接下来的日子里能够轻微地转动了，但是你还无法感受到这一奇妙微小的变化，不过它的转动也许就是因为受到你快乐情绪的感染呢。

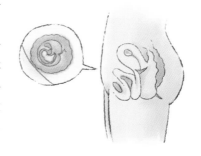

大多数准妈妈会出现早孕反应

在孕 6 周，从准妈妈外观来看，依然没有什么明显的变化。但大多数准妈妈在孕 6 周的时候，就开始出现了早孕反应，食欲不佳，伴有恶心、呕吐、唾液分泌多，并且精神不济，常常昏昏欲睡，情绪低落，不愿多说话，不愿做家务，不愿运动，只想静静地待在家里。这是因为胚胎的发育消耗了准妈妈太多的能量，准妈妈才感觉这么劳累。在这个时期，准妈妈要尽量保证休息，感觉劳累就休息会儿。不想运动，就不要强迫自己。

乳房敏感、白带增多的现象依然存在。仔细观察，乳晕和乳头的颜色变深，乳腺变得粗大，乳房更加柔软，这都是激素的改变导致的。

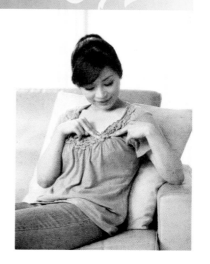

营养关注

孕吐期间如何保证营养

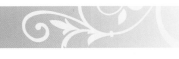

怀孕最初 3 个月，是受精卵分化最旺盛、胎儿各种器官形成的关键时刻，因此，发现孕吐时，要注意观察。轻度的孕吐反应，一般在妊娠 3 个月左右即会自然消失；剧烈而持续性的呕吐（表现为全身困倦无力、消瘦、脱水、少尿甚至酸中毒等危重病症），对母子健康影响很大，应及时请医生治疗，此外，孕吐期的饮食调理也十分重要。

＊早餐一定不能少

孕吐期的准妈妈大部分都会有晨起恶心的症状，这是由于很长一段时间没有吃东西导致体内血糖含量降低造成的。因此，准妈妈早晨起床之前应该先吃点含蛋白质、碳水化合物的食物，如温牛奶加苏打饼干，再去洗漱，就会缓解症状。

此外，清晨不要太着急起床，起床太猛了会加重反胃的情况。

＊少量多餐，干稀搭配

准妈妈的进食方法以少食多餐为好。每 2~3 小时进食一次，一天 5~6 餐，甚至可以想吃就吃。恶心时吃干的，不恶心时吃稀汤。进食后万一呕吐，可做做深呼吸动作，或听听音乐、散散步，再继续进食。晚上反应较轻时，食量宜增加，食物要多样化，必要时睡前可适量加餐。

＊水果入菜，增加食欲

呕吐剧烈时可以尝试用水果入菜，如利用以柠檬、脐橙、菠萝等做食材烹煮食物的方法，来增加食欲；也可用少量的醋来增添菜色美味。还可以试一试酸梅汤、橙汁、甘蔗汁等来缓解妊娠的不适。

专家指导

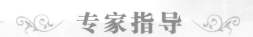

不少准妈妈会变得爱吃酸味食物，这是怀孕后胃酸分泌被抑制造成的，钙、铁、维生素C 等营养素通常需要在酸性环境下才能被吸收，身体会促使你嗜酸来增加这些营养物质的吸收，不妨多吃一些番茄、柑橘、草莓等新鲜水果，既能满足嗜酸的需要，又能增加营养。

孕早期怎么散步对身体最好

散步看似简单，其实却是一门深刻的学问。

散步是孕早期最适宜的运动，不仅有利于呼吸新鲜空气，还可以提高神经系统和心、肺功能，促进全身血液循环，增强新陈代谢，加强肌肉活动。

＊散步前要做好的准备工作

散步前先留心一下天气，如遇到雨、雪、雾等天气，那么中断散步会是个更好的选择，夏天和冬天应注意防暑、防寒。

散步前还应留意一下路线，避开车多、人多和台阶、坡度陡的地方，记得穿便于行动的衣服，不要过于紧身，鞋跟不要太高，最好是软底的运动鞋。

在散步前用便携式水壶带点白开水和零食也是比较重要的。

＊选择适合散步的地方

在整个孕期，适合你散步的地方都应该是那些花草茂盛、绿树成荫的场所，这些地方空气清新，氧气浓度高，尘土和噪声都比较少，对胎宝宝的生长发育十分有利。置身于这样一个宁静恬淡的环境散步，无疑是一次极好的身心调节。

如果去一些安静的公园比较不方便，也可以选择一些僻静的街道或林荫道，但要注意避开那些空气污染严重的地方，如闹市区、集市以及交通要道等，这些地方可能引起你身体不适，还会影响胎宝宝的发育。

＊什么时候散步好，散步多长时间好

在选择出去散步的时间时，要记得避开一些高峰时间，一般情况下，市区的上午7点到10点人流相对拥挤，以及下午4点到7点之间空气污染相对严重，最好避开这段时间。你可以选择吃完晚饭后半小时在小区或者附近公园溜达，有家人陪伴更好。

散步的时间应以你的感觉来调整，不要让自己太累，也不要走得太急，可以慢慢地走，以免对身体震动太大或造成疲劳，这一点到了孕晚期也应格外注意。

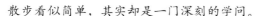 专家指导

如果有先兆流产症状（阴道少量流血，可伴有下腹部疼痛）的话，最好不要散步，不然会使你的情况雪上加霜，这时医生一般会建议你卧床静养。

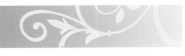

世界名曲《春之声》

春天寓意着生命的开始。在你孕育生命之始，听听这首生机盎然的《春之声》吧，它用美妙的音符描绘出一幅色彩浓重的油画，永远保留住了大自然的春色。

＊小约翰·施特劳斯与《春之声》

小约翰·施特劳斯（Johann Strauss，1825－1899）出生在音乐世家，他的父亲就是谱写出《维也纳圆舞曲》的老约翰·施特劳斯。然而他的父亲一开始并不希望他将来子承父业，成为一个音乐家，而是希望他将来成为一个银行家，并因此开展父子大战。最后，小约翰·施特劳斯坚持自己的梦想，成为"圆舞曲之王"。他创作《春之声》时已年近六旬，但本曲依然充满活力，处处散发着青春的气息。

＊《春之声》怎么听

《春之声》并不是典型的维也纳圆舞曲体裁，它节奏自由，充满变化，旋律生动而连贯。曲中生动地描绘了大地回春、冰雪消融、一派生机的景象，随着曲调，一幅春天的图画将在你的脑海里显现。《春之声》开始于四小节充沛的引子，贯穿全曲的第一主题（降B大调）随之出现，复杂而具有装饰音色彩的旋律给人一种春意盎然的感觉；接着旋律转为平和，给人一种春水荡漾般的舒畅感；而之后运用大音程的跳动，显示出无穷无尽的活力；突然的低沉音调，仿佛是在描写春日里偶尔飘来的阴云；当然，最后旋律又恢复明快，再次呈现春天那生机盎然的感觉，干净利落地结束全曲。

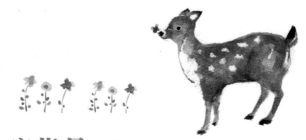

专家指导

科学研究发现，通常胎宝宝喜欢听能与子宫胎音合拍的音乐，像巴赫、莫扎特的乐曲，它们的节奏与大脑中的阿尔发波和心跳波形相似，很容易被准妈妈和胎宝宝接受。

7 周
胎宝宝进入重要的发育时期

长出了小胳膊小腿

这一周，胎宝宝的大脑、身体将经历重要的发育时期。

神经系统轮廓在孕7周已接近完成，整个身体长大约有12毫米，重约4克，头部明显增大，大脑平均每分钟有10000个神经细胞产生，迅速发育成前脑、后脑和中脑3个部分，大脑皮质也已经清晰可见。

胎宝宝的形状有点像数字"9"，头部明显弯曲向胸部，

B超上可以看到，胎宝宝头部向胸部弯曲，眼睛部分有两个黑点，这是眼珠，眼睑也出现了。另外，胎宝宝的鼻孔开始成形，耳朵部位明显隆起。还有，胎宝宝的腭部也开始发育，有研究表明，此后的这个阶段，准妈妈的心情如果不好，胎宝宝有唇腭裂的危险。

胚胎有两肺、肠、肝、两

肾以及内生殖器官，但均尚未完全形成。他的心脏已经划分成左心房和右心室，并开始了有规律的跳动，每分钟大约跳150下，开始有血液在胚胎的体内循环。胃和食管正在建造过程当中。

舌头很快就会建设完成。此前已经成形的各个器官，也随着胎宝宝的长大不断拉长、增大。

准妈妈容易感到饥饿

进入孕第7周的准妈妈很容易饥饿，这是因为胎宝宝的生长消耗了准妈妈的大量能量。

早孕反应仍然存在，准妈妈可能一边觉得恶心，一边看见什么都想吃，常常有饥不择食的感觉。在这种情况下，准妈妈一定要选择健康的食物。

另外，随身携带的包里，常常放些水果、坚果、苏打饼干等，预防随时可能来袭的饥饿感。

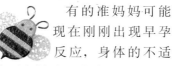

有的准妈妈可能现在刚刚出现早孕反应，身体的不适会引起情绪的波动。大部分准妈妈的早孕反应到孕11~12周

的时候才会有所缓解，所以准妈妈要学会调节情绪、并找到让自己感觉更舒适的方法。

此时准妈妈的阴道分泌物逐渐增多，因此要注意阴部的卫生，避免细菌感染。

营养关注

孕妈妈口味会发生改变

准妈妈变馋了，口味喜好会发生很大变化，原本喜欢吃的怀孕后看到就恶心，原本不喜欢吃的，现在反而倒特别喜欢，比如有的素食准妈妈怀孕后特别喜欢吃肉，就是一个明证。这种现象每个准妈妈大概都会经历，不要不好意思，这并不是自己娇气或矫情，这是胎宝宝的发育需要。准妈妈强烈嗜食某种食物，说明身体里缺乏这种食物可以提供的某种营养素，反之则为不需要或过量了。所以想吃什么就吃点什么，不需要太克制。只是不要吃过量，不吃那些被明确列在孕期禁食名单上的食物就行。

还有的准妈妈会产生较为刁钻、奇怪的口味喜好，比如吃纸、烟灰、墙皮等，这需要到医院化验营养，看看缺乏什么，及时补充。

专家指导

孕期准妈妈的口味有时候简直是变化多端，这一刻非常想吃的东西，等你买回来了，准妈妈可能会告诉你自己不想吃了。准爸爸要谅解，这绝不是准妈妈恃孕生娇或故意折腾你，不要因此责怪准妈妈。

更健康地吃酸

怀孕后胎盘分泌出的人绒毛膜促性腺激素会抑制胃酸分泌，使消化酶活性降低，影响胃肠的消化吸收功能，使准妈妈食欲下降、恶心、呕吐。而酸味能刺激胃液的分泌，提高消化酶的活性，促进肠胃蠕动，增加食欲。

喜欢酸味食物，可以选择健康的食物吃，像酸味水果杨梅、橘子、猕猴桃、番茄等，直接吃或榨汁喝都可以，这些蔬果含有充足的水分和粗纤维，不但可以增加食欲、帮助消化，而且能够通便。也可以喝酸奶，或将酸奶和果汁、水果混合着吃，都很营养健康，没有很多限制。

专家指导

山楂味酸，但不适宜准妈妈食用，因为它有强烈的活血化淤功效，吃多了容易导致流产。另外，人工腌渍的酸菜和醋制品准妈妈也要少吃。

不要吃腌渍的酸味食物

*腌渍食品会造成营养缺乏与结石

食物在腌渍的过程当中，所含的维生素、矿物质、蛋白质等营养素会被大量破坏，等到腌渍完成后，这些营养素几乎已经消失殆尽。所以，准妈妈如果偶尔吃点腌菜调节一下胃口还可以，长期吃腌菜，就会导致体内营养素的缺乏。而且，腌渍的蔬菜里面含有大量的草酸和钙，但由于腌菜酸度太高，进入人体后很难在肠道里形成草酸钙从而排出体外，相反会被人体大量吸收，并结晶沉积在泌尿系统里形成结石。

*腌渍食品含有致癌物质——亚硝酸胺

在腌渍过程中，腌渍食品很容易被细菌污染。当加入的食盐量不足 15% 时，微生物就会将蔬菜中的硝酸盐还原成亚硝酸盐。亚硝酸盐的含量会在腌渍后的 1 小时里增加，2 周后达到高峰，并会持续 2~3 周。人如果食用了含有亚硝酸盐的腌渍品，会引起中毒，而亚硝酸盐在人体内如果遇到胺类物质，就会生成一种致癌物质——亚硝酸胺。所以，腌渍食品吃多了，容易致癌。

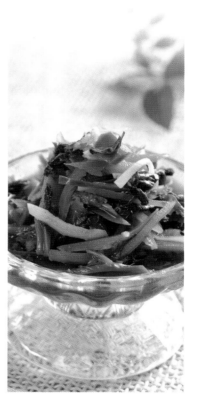

*腌渍食品含盐量过高，会引发妊娠病

腌渍食品在腌渍过程中，通常都会放入大量的食盐，因此，含盐量很高。准妈妈吃过咸的食物，不仅对肠胃有害，使得肾脏的负担加重，还会引发血压增高、水肿等妊娠高血压疾病。

∽ 专家指导 ∾

超市里卖的香肠、火腿以及腌渍的其他动物食品，在加工过程中为了发色、增香、防腐等，会人为地添加亚硝酸盐，这也增大了产生亚硝酸胺的可能性，所以这一类食品准妈妈也要少吃。

情绪焦虑时，试着用音乐平复

＊准妈妈听音乐可以缓解孕早期焦虑情绪

音乐是对抗焦虑的好帮手。它不但能够让人的肌肉松弛，也可以使人的精神放松，心情变得愉悦、平和，压力得以释放。研究表明，准妈妈每天听 30 分钟轻松愉快的音乐，能够使孕早期紧张、焦虑的情绪得到有效的缓解，使心境变得美好，并将这种信息传递给胎宝宝，让胎宝宝能够健康生长。

＊适合准妈妈听的音乐

1 柔和平缓、带有诗情画意的音乐能够镇静情绪，如《春江花月夜》、《平沙落雁》。

2 旋律欢快、优美的音乐，尤其是描写春天的曲子，能让人看到希望，感受到活力，解除抑郁，如《喜洋洋》、《春天来了》、《春之声圆舞曲》。

3 清丽的抒情音乐能够消除疲劳，如《假日的海滩》、《锦上添花》、《水上音乐》。

4 曲调激昂、引人向上的音乐具有振奋精神的作用，如《娱乐升平》、《步步高》、《金蛇狂舞》。

专家指导

准妈妈在听音乐时可以根据其所表达的情境来想象，如晴空万里的蓝天、清澈见底的溪流、苍翠欲滴的松柏，宁静的月光下，年轻的母亲哼着摇篮曲哄小宝宝睡觉。这不但能舒缓准妈妈的情绪，对胎儿也是一种很好的胎教。

清点一下孕期的护肤品、化妆品

怀孕后皮肤也麻烦多多，容易变得敏感、长痘、干燥或出油。要避免这些问题，最重要的是清洁和保湿，一定要针对自己的皮肤状态选择护肤品，而且要缩短护肤流程，护肤品用得越少越好，多让皮肤处在自然呼吸的状态。

＊孕期可以使用的护肤品

婴儿油、婴儿霜：婴儿护肤品一般含化学添加剂少，性质温和，刺激性低，具有基础的保湿润肤效果。

纯植物护肤品：植物护肤品用料比较天然，很少有过敏的情况发生。但市售此类护肤品鱼龙混杂，你在购买时一定要用心辨别，选择正规厂家的正规品牌。

药妆：药妆一般不含防腐剂和香料，比较温和，但洁面类的清洁力不强，不太适合油性和混合型的肌肤。

孕妇专用护肤品：这类护肤品是专门针对孕妇设计的，专业性强，安全无刺激，整个孕期，你基本上都可以放心使用。

＊孕期禁用的护肤品、化妆品

美白祛斑霜：这类化妆品中一般都含有铅和汞，长期使用会严重危害人体的神经、消化道及泌尿系统。

口红、唇彩：口红和唇彩中的羊毛脂具有很强的吸附力，能将空气中的尘埃、重金属离子及大肠杆菌之类的病毒吸附在嘴唇黏膜上。你在喝水、吃东西时容易将这些有害物质带入体内，危害胎宝宝的健康。

指甲油：指甲油中含有高浓度的甲醛、苯二甲酸酯、钛酸酯及化学染料等有害的化学物质，很容易穿透你的指甲层，进入皮肤及血液，对胎宝宝产生不利的影响。

染发、烫发剂：染发剂大多含有硝基苯、苯胺、铅等有毒的化学物质；冷烫精容易对胎宝宝的大脑神经系统造成不良影响。

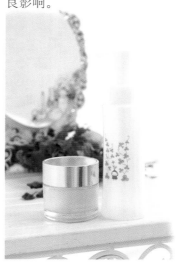

专家指导

洗脸时最好将开水凉至34℃左右，这时水的性质与细胞内的水十分接近，有利于溶解皮脂，开放汗腺管口使废物排出，并使皮肤摄入水分。

胎教时间

静心冥想，保持心境平稳

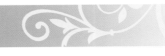

* 准妈妈保持平稳心境对胎宝宝的好处

宝宝的很多先天病都与怀孕时准妈妈的情绪不好有关。例如，自闭症就完全与准妈妈怀孕时的不好心态有关。准妈妈怀孕时经常发脾气或者感到恐惧，将来孩子会患幼儿神经质。宝宝爱哭闹，与准妈妈怀孕时经常处于焦虑中有关……所以，准妈妈怀孕时不但要注意营养与休息，还应该控制自己的情绪，让自己有个平稳的心境，不大喜大悲。准妈妈若是能经常静下心来冥想，对稳定情绪有很大的帮助。

* 呼吸意识冥想法能够帮助准妈妈舒缓精神

每天进行呼吸意识冥想法能够帮助准妈妈舒缓精神与身体上的压力，建立良好的心理状态。

步骤一：选择一个舒服的姿势让自己全身放松，双手自然地放在膝盖上，将注意力放在呼吸上，用鼻子进行呼吸。先不要刻意地调整呼吸，而是观察自己呼吸的节奏快慢、深浅以及声音或是静静地体会自己呼吸时的状态是紧张还是放松。

步骤二：让呼吸变得自然、平稳。假如你喜欢这种冥想方式，就尽量使自己放松，这样几分钟以后，你的呼吸就会渐渐平稳下来。接着观察自己的呼吸，慢慢体会自己呼吸时的状态。这样吸气与吐气比之前变得更自然、平稳，体会吸气与吐气之间的平和，同时告诉自己：我正在慢慢吸气、慢慢吐气。吸气时，想象自己的身体正在接受大自然赐予的能量；吐气时，感觉所有的紧张、焦虑、浊气都随之排出体外。

步骤三：当注意力不在呼吸上时，也不要急着强迫自己将注意力放回呼吸上，而是要静静地观察这种"游离"，之后慢慢地将注意力重新引到导自己的呼吸上来。

按照以上方法坚持一段时间之后，你会发现自己的情绪不再那么容易波动了，你的心境会变得越来越平稳、舒适。

专家指导

准妈妈可以根据自己当时的状态来决定冥想时间的长短。刚开始时，时间可以稍微短点，5分钟左右，等到适应了再增加时间，可以增加到半小时甚至1小时。

8周
胚胎器官特质变得明显

胚胎已经出现人的形状

第8周，从B超上看，此时的胎宝宝已经越来越像一个小人了，发育非常迅速，身长可以达到14~20毫米，约有一颗葡萄大小，并且以平均每天1毫米的速度继续长大，这个增长速度会一直持续到孕20周。

眼睑出现褶痕，发育完全，两眼位于头部两侧，而不是正前方间，因此两眼间的距离还很大，能辨认出鼻尖，两个鼻孔已形成，两侧颌骨联合起来形成了口腔，已经有了舌头，牙和腭也开始发育。胳膊在肘部出现弯曲，肩膀清晰显现，髋以及膝关节也已能看出，手脚在羊水中会轻柔地动，像游泳一样。手指和脚趾中间尽管还有蹼状物连接，但正在变得清楚，上下肢已长得较长，肩、肘、髋以及膝等关节已能看出。

此时胚胎的器官已经开始有明显的特征，如果用超声波检查，能清楚地听到心脏跳动的声音，各种复杂的器官都开始成长，负责平衡和听力的内耳正在形成，大部分内脏器官的发育已经初具规模，其中，肠道很长，因为没有足够的空间容纳，所以要在腹腔外生长，与脐带相连。他的皮肤现在像纸一样薄，血管清晰可见。

准妈妈妊娠反应更为严重

这个时期是准妈妈妊娠反应最严重的时候，所以从这周开始，准妈妈可能会变得格外不舒服。虽然准妈妈的腹部、腰围仍然看不出和孕前有什么不同，不过，在身体内部，变化还是较大的，主要是子宫出现了明显的变化。孕前的子宫长短5厘米左右，状态像个握紧的拳头，现在它不但增大了，而且变得很软，尤其是子宫峡部特别软。阴道壁及子宫颈因为充血而变软，呈紫蓝色。

准妈妈要注意尽量放松自己。饮食中要适当增加食盐的摄取量，以防孕吐造成低钠现象。

同时，这一时期要特别小心宫外孕、先兆流产等异常妊娠情况。

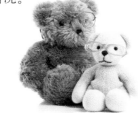

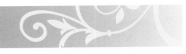

适合准妈妈吃的营养零食

怀孕后准妈妈会变馋，这时就需要靠零食来帮忙了。但并不是所有的零食都适合你吃，如膨化食品、腌渍食品（薯片、火腿肠）等都含有大量的盐及食品添加剂，对健康十分不利。

✱ 适合准妈妈的零食清单

五谷类食物：谷物食品含有大量的膳食纤维，既可以增加饱腹感，又可以促进肠道蠕动，清理肠道环境，缓解便秘。你可以在两餐间吃一些全麦面包、燕麦片等，作为加餐的基础。

新鲜应季水果：水果是你孕期必不可少的营养食品，它可以为你和胎宝宝补充多种维生素及膳食纤维。而且大部分水果都含有较多的水分和糖分，既解渴又充饥。但注意尽量少吃或不吃反季节水果，反季水果不但没有营养，过多食用还会对准妈妈和胎宝宝造成伤害。

坚果：花生、核桃仁、松子仁、杏仁、榛子、腰果等坚果含有你和胎宝宝所需的多种微量元素，能够迅速补充能量、消除疲劳，还有滋润头发和皮肤的作用。

牛奶或酸奶：牛奶和酸奶含有丰富的蛋白质、脂肪和钙质，作为你的正餐或者零食，都是不错的选择。

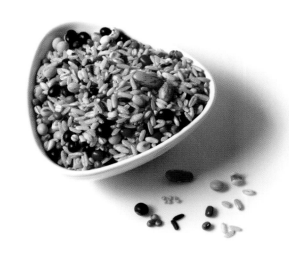

专家指导

零食是有益的补充，但不能替代正餐。吃零食的最佳时间是两餐之间，而不是餐前餐后的时间。夜宵最好吃低热量、不胀肚的零食，以免影响睡眠质量。

孕期牙龈炎怎么吃

妊娠牙龈炎的发生率约为50%，一般在怀孕后2~4个月出现，分娩后则消失，有的准妈妈怀孕以后，牙龈常出血，但毫无痛觉。有的准妈妈出现全口牙龈浮肿，齿间的牙龈头部还可能有紫红色、蘑菇样的增生物。轻轻一碰，脆软的牙龈就会破裂出血，出血量也较多，且难以止住，这就是妊娠牙龈炎。

若妊娠前已有牙龈炎存在，妊娠期就会使得症状加剧。

1 保证营养充足，以维护包括口腔组织在内的全身健康。

2 挑选质软、不需多嚼和易于消化的食物，以减轻牙龈负担，避免损伤。

3 多食富含维生素C的新鲜水果和蔬菜，或口服维生素C片剂，以降低毛细血管的通透性。

4 多喝牛奶，吃含钙丰富的食品。

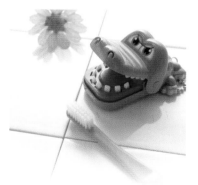

准妈妈怎么防治孕期牙龈炎

1 定期作口腔检查,在孕前、孕早期、孕中期和孕晚期都要及时进行口腔检查，以及时获得必要的口腔保健指导，使已有的口腔疾患得到及时的治疗。

2 勤刷牙，每次进食后都用软毛牙刷刷牙，刷时注意顺牙缝刷，尽量不碰伤牙龈，不让食物碎屑嵌留。食物残渣发酵产酸，有利于细菌生长，会破坏牙龈上皮，加剧牙龈炎症状。

3 对于病情严重的妈妈，如牙龈红肿、增生肥大、牙龈袋溢脓时，可用1%过氧化氢和生理盐水冲洗、局部放药、漱口等方法，避免口服用药。

刷牙是清除牙齿和口腔内细菌、预防龋齿和控制妊娠牙龈炎最有效、最容易掌握的自我保健方法，但是妈妈刷牙一定要选择保健牙刷。保健牙刷的特点是：刷头小，在口内转动灵活；刷毛细软，可进入牙间隙，且不损伤牙龈和牙齿；刷毛经常磨圆，不刺激牙龈；刷柄形态便于把握。牙刷通常应当是毛束2~4排，每排6~8束毛，毛束一样长，刷头短且窄，刷毛较软。

学着写妊娠日记

✽ 写妊娠日记的好处

两个人从相识、相恋、结婚，到有了自己爱情的结晶，是一件非常幸福的事情。如今，这个爱情的结晶在准妈妈的肚子里一天天地长大，准妈妈也一天天地发生着变化，这种感受如果能用文字记录下来是一件多么美妙的事情啊。而且，现在独生子女居多，怀孕的经历就显得特别珍贵，更要将这种经历记录下来了。在记录的过程中，准妈妈紧张不安的情绪能够得到缓解，更能感受到怀孕的那种喜悦，如果准爸爸能和准妈妈一起来记录的话，还能增进两人的感情。以后等孩子长大了看到准妈妈写的怀孕日记，更能体会到母亲孕育过程的艰辛和不易。

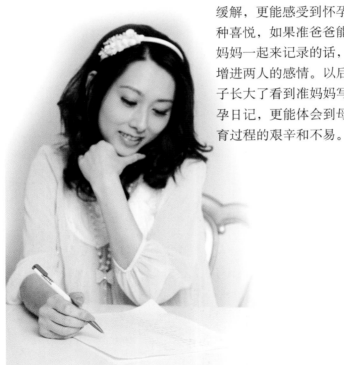

✽ 妊娠日记都写些什么

妊娠日记可以记录准妈妈怀孕时的点点滴滴，包括今天去作了些什么检查，今天吃了些什么，今天有什么样的感觉，等等。不用刻意，只要是想写就写下来好了。不过，妊娠日记里不要过多地记录伤心的事情，这样会影响准妈妈的情绪。另外，专家建议在怀孕日记里准妈妈最好将这些也记录下来：

最后一次月经的日期。

早孕反应开始和消失的时间。

孕早期检查的情况。

孕期中患的疾病。

孕期用过的药物。

胎教情况。

阴道流血。

是否接触过 X 射线和其他放射性物质或有毒的物质。

怎样推算宝宝预产期

　　预产期就是预计分娩的日期。胎宝宝在宫内的年龄是以周为单位计算的，根据孕周可以判断胎宝宝成熟与否。从末次月经的第 1 天以后的 280 天（即 40 周）为胎宝宝在宫内的生长发育期。

　　预产期并不是真正的分娩日期，在推算出的预产期前后两周分娩都是正常的。不过，推算出大致的预产期，对准妈妈及时、有计划地作相应的孕期准备是非常有益的。

预产期月份的计算

　　在末次月经来潮的月份上加上 9，即是分娩的月份。如果得数大于 12，则减去 12，同时将年份向后顺延 1 年。

预产期日期的计算

　　在末次月经来潮的第一天日期上加上 7，即是预产期的日期。如果得数大于 30，则减去 30，同时将前面算得的月份向后顺延 1 个月。

预产期计算举例说明

　　末次月经来潮是 2011 年 2 月 8 日

　　预产期月份：2+9=11（即 2011 年 11 月）

　　预产期日期：8+7=15（即 15 日）

　　推算出预产期为：2011 年 11 月 15 日

　　末次月经来潮是 2011 年 9 月 29 日

　　预产期月份：9+9-12=6（得数大于 12，将年份顺延 1 年，即 2012 年）

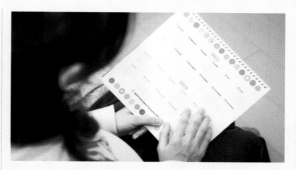

　　预产期日期：29+7-30=6（得数大于 30，将上面算得的月份顺延 1 个月，即 7 月）

　　推算出预产期为：2012 年 7 月 6 日

怀孕 8 周了，小腹常感觉刺痛，是不是有危险

　　这是正常的，没有危险。子宫在这段时间急速膨胀，膨胀中刺激腹部产生痉挛，所以经常会感觉有针刺样痛，而且疼痛位置常常游移。这不是流产预兆，不用担心。

没有出现早孕反应，是不是胎宝宝有问题

　　虽然大部分准妈妈都有早孕反应，但这不代表没有就是不正常的。有的准妈妈体质好、精力旺盛，可能就不会受太大影响，还有的准妈妈感觉没那么敏锐又善于调节，反应也比较轻微，有的准妈妈开始的时候没有反应，到孕早期后半段可能会有几天比较严重的反应，都是正常的。

9 周
小尾巴不见了

五官清晰，四肢俱全

孕9周的胎宝宝继续快速发育着。胚胎期的小尾巴这个时候已经基本消失，此时他身长22~30毫米（头到臀），身体开始变直，尽管头弯向胸前，但却更加成形了，头部仍然比较大，所有的器官、肌肉、神经都已经开始工作。

B超里可以看到，胎宝宝的头部占到了身长的1/4，五官越来越全，眼睑覆盖住了眼睛，只是暂时还不能控制眼睛

开合。鼻子慢慢长出。耳朵也隆起，只是暂时待在颈部，还没有到头部。味蕾正在发育，所有牙齿的幼牙都各就各位。

胎宝宝现在的四肢渐渐清晰，可以看见胎宝宝的小肩膀了，且生长迅速，手臂更加长了，臂弯处肘部已经形成，胳膊能在胸前相交，腿也长到足以在身体前面相交了，手指和脚趾基本发育完毕，手部在手腕处有弯曲，两脚开始摆脱蹼

状的外表，可以看到脚踝。

皮肤变成了半透明，有少量的绒毛长出，像一层毛玻璃护着身体内部的世界。

在本周，膈肌会发育出来，从而把原本相通的胸腔和腹腔分开，腹腔的容积逐渐增大，把之前在腹腔外的肠道收纳了进去。从大体轮廓上来看，胎宝宝已经人模人样，正式宣告从胚胎变成胎宝宝了。

准妈妈出现尿频等孕期不适

到了这一周，准妈妈尿频现象更严重些，因为子宫在继续长大，已经有差不多一个橘子大小了，膨大的子宫会压迫膀胱导致尿频，同时，子宫的增大也压迫到直肠，以致便秘、腰酸和下腹痛的身体不适感也

可能如约而至。

另外，因为激素的作用，准妈妈的皮肤发生了变化，不过不同的准妈妈受影响的表现不同，有可能本来很好的皮肤变坏了，本来很差的皮肤变好了。总体来说，大多数准妈妈

皮肤都有色素沉淀加深、出现妊娠斑的情况。

同时，在激素的作用下，准妈妈的头发长得更快，指甲变脆，易折断或龟裂。另外，牙龈可能会水肿，刷牙时容易出血。

让工作餐更营养、更卫生

很多准妈妈怀孕后还要继续上班，职场准妈妈的午餐受很多因素影响，可能不能满足孕期的营养要求，如果想要让自己的工作餐更营养，建议准妈妈自己带些食物，如牛奶、酸奶、水果、面包等，补充午餐的不足之处。饿了的时候也可以随时吃一点补充能量。

如果单独在外就餐，食物种类会比较少，建议准妈妈跟2~3个同事搭伙点几个菜，降低成本，避免浪费，同时能丰富食物种类。不要点油炸或太过刺激的食物，以免加重身体负担。

准妈妈外出就餐，除了要保证营养，还要尽量注意卫生。

1 建议自带餐具。现在市面上出售的一种不锈钢的便携式餐具，有筷子、小勺、叉子等，准妈妈可以购买一套专用，不用餐厅提供的直接与口腔接触的餐具，可以减少污染途径。如果用餐厅提供的餐具，用之前最好用开水烫一下。

2 观察一下就餐环境，如地板、餐桌、墙壁、天花板等，如果一个餐厅连外在卫生都很差，那么厨房环境、食品卫生就更无法想象了。

3 如果可能，建议看一下厨房卫生，厨师的工作服是否干净，有没有戴口罩和帽子。有些比较有自信的餐厅，厨房只用玻璃隔着，顾客可以随时看到厨师制作菜肴，这样的餐厅比较放心。

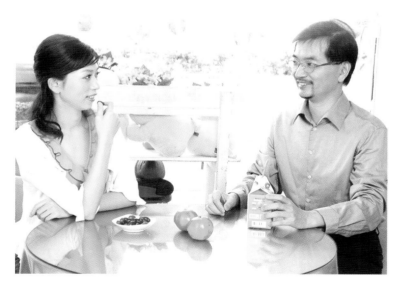

专家指导

准妈妈在就餐时需要多留意、多观察，不过也不用太过谨慎，最终连饭都不敢吃了反而不好。

准妈妈偏食，胎宝宝可能会偏食

美国科学家的一项研究发现：胎宝宝在子宫里就能"品尝"食物的味道了。只要准妈妈在怀孕和哺乳期间就开始对宝宝进行营养胎教，刻意多吃某些蔬菜，就能帮助宝宝培养出对这些蔬菜口味的终生喜好。胎宝宝能通过"品尝"，熟悉准妈妈曾吃过的食物味道，因为他拥有超强的记忆力。这种体验将对他出生后对食物的接受程度产生影响，他会更倾向于接受那些自己熟悉的食物。

要想胎宝宝以后饮食均衡，准妈妈首先要做出表率，为胎宝宝树立一个好榜样，饮食上应做到：

1 多吃谷物、薯类和果蔬类，比如大米、小米、玉米、马铃薯等，这些是碳水化合物的良好来源。

2 新鲜果蔬要多吃，维生素大量存在于其中。

3 奶、蛋、鱼虾禽肉、豆类及豆制品是蛋白质的优质来源，也不可忽视。

4 红色的瘦肉如牛、猪、兔肉以及动物的血含有丰富的铁，另外，不要只吃瘦肉不吃肥肉，或者只吃鸡蛋、牛奶，不吃肉类，这样会导致脂肪摄入不充足。

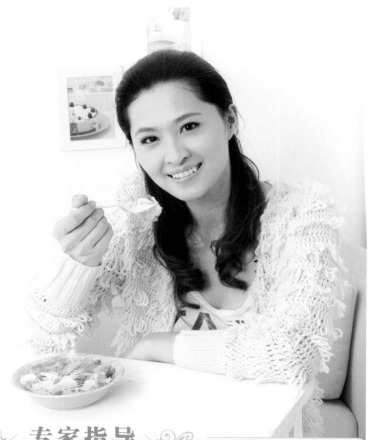

专家指导

现在，有不少妈妈为了说服孩子多吃蔬菜而软硬兼施，可不仅效果不好，还惹得孩子不开心，让不少爸爸妈妈为此头疼不已，其实宝宝偏食的毛病可能在准妈妈肚子里的时候就形成了。

保健护理

准妈妈如何应付孕期尿频

由于体内激素分泌改变，以及增大的子宫压迫膀胱，准妈妈会在怀孕 2~3 个月时出现尿频的症状，有些情况比较严重的准妈妈，还会出现尿失禁。

准妈妈应对尿频的对策：

1 适当控制睡前的饮水量，最好在临睡前 1~2 小时内不要喝水。

2 如果尿频严重，甚至有尿失禁的感觉时，可以使用卫生巾或卫生护垫，防止弄脏衣服。

3 多吃新鲜水果和蔬菜，少吃油腻、辛辣的食物。

4 穿棉质、宽松的内裤，并每天换洗。

5 出现排尿疼痛或烧灼感等异常现象，说明准妈妈可能出现泌尿系统感染，应立即到医院作检查，不可耽误。

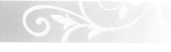
专家指导

准妈妈不可因为担心尿频或尿失禁而尽量少喝水，这会增加准妈妈孕期便秘和脱水的风险，还会使准妈妈容易患上泌尿系统感染。

在产检医院分娩对准妈妈更好

整个孕期要经过十几次常规产检，如果有并发症，需要去医院的次数就更多，因而准妈妈和产检医院的医生、护士的接触会特别频繁。

如果没有特殊情况，不建议产检和分娩选择不同的医院，或者中途变换产检医院。中途变换医院，新医生不了解情况，容易造成信息的断层，难以保证对准妈妈健康程度把握的连续性和全面性。而且，陌生的环境、新的程序对准妈妈也是新一轮的考验，容易增加其心理压力。

胎教时间

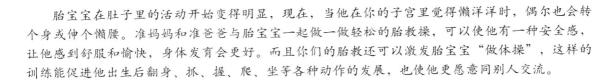
和准爸爸一起做胎教操

胎宝宝在肚子里的活动开始变得明显，现在，当他在你的子宫里觉得懒洋洋时，偶尔也会转个身或伸个懒腰。准妈妈和准爸爸与胎宝宝一起做一做轻松的胎教操，可以使他有一种安全感，让他感到舒服和愉快，身体发育会更好。而且你们的胎教还可以激发胎宝宝"做体操"，这样的训练能促进他出生后翻身、抓、握、爬、坐等各种动作的发展，也使他更愿意同别人交流。

在你觉得比较舒服的时候，可以做一做深呼吸，放松自己的身体，然后，跟胎宝宝打一声招呼，告诉他你们现在开始做操了：

1 找到子宫的位置，将双手放在两侧，先用右手轻轻从中间推，再换左手。

2 从右上开始，以顺时针方向，用手指肚的力量向下轻轻按压子宫的四个角，每次按两下，这样能对胎宝宝的全身进行抚触。

3 以顺时针方向用整个手掌对胎宝宝进行抚触。

4 以子宫的中心为线，两个手掌同时在子宫两侧画圆作抚触。

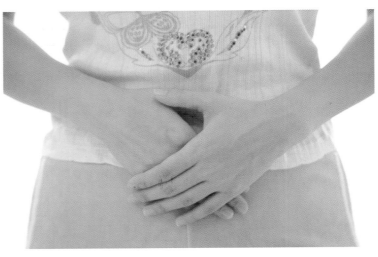

专家指导

做操的时间在20分钟内比较合适，因为胎宝宝的睡眠周期是20分钟一次，如果能播放一曲舒缓的音乐也会很不错。在接下来的孕期里，胎教操可以一直做，当你能感受到胎动后，在胎动频繁时做更合适，但千万不要太晚，胎宝宝晚上太兴奋会不利于形成良好的昼夜作息规律。

10 周
大脑迅速发育期

脑细胞进入迅速增长阶段

这时的胎儿身长大约 4 厘米，体重可达到 10 克左右，已经很像个小人儿了。

本周胎宝宝 90% 的器官已经建立，并且很多已经开始工作，在工作中不断完善自己。其中肾脏和输尿管开始发育，并具有一点点的排尿功能，胃能产生一些消化液，肝脏也开始制造血细胞，肺叶长出许多细支气管。另外，胎宝宝的齿根、声带、上牙床和上腭开始形成，20 个味蕾出现。颈部的肌肉在不断发达起来，以便支撑起自己的大脑袋。

在 B 超中，可以听到胎宝宝的心跳，每分钟在 140 下左右。还可以看到，胎宝宝面部已经比较清晰了，眼睛、鼻子、嘴巴都在该在的位置上，不过小家伙的眼皮还没有张开，黏合在一起。手臂更长，肘部更加弯曲，手腕和脚踝已经清晰可见，还会在妈妈的肚子里做简单的"体操"，左右腿会交替做类似踢腿的屈伸动作。

手指和脚趾也长了一点，而且对手指、脚趾有保护作用的指甲和趾甲开始生长。

准妈妈体味可能变重了

在这个阶段，由于子宫的持续膨大，准妈妈会感受到一种被充实感，同时下腹有些被压迫感，还有些微的腹胀感觉，尿频、便秘、腰酸痛也仍然存在。不过准妈妈的子宫还没有膨大到出骨盆腔，因此腰围仍没有太大变化，从外在还是看不出已经怀孕。

乳房在持续的增大当中，准妈妈注意感觉一下，如果现在的内衣感觉有些紧了，不舒服了，要及时去孕妇内衣专卖店选择合适的内衣，以免乳房受压迫，引起疼痛、发炎等症状。

大部分准妈妈的孕吐现象仍然在持续。

很多准妈妈会发现自己特别容易流汗，体味也加重，因此，要注意经常洗澡、更换内衣，尽量保持身体的干燥、清洁。

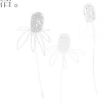

不要佩戴隐形眼镜

如果准妈妈孕前习惯佩戴隐形眼镜，到了孕期就最好不再佩戴，否则容易出现角膜损伤、溃疡性角膜炎等不利状况，还可能引起视力减退，甚至失明。

怀孕期间，准妈妈体内的孕激素、雌性激素分泌旺盛，体内激素水平大大高于孕前，这会使准妈妈出现水肿症状，角膜也是很容易发生水肿的部位之一。角膜肿大后，准妈妈再去佩戴隐形眼镜，就会使镜片和角膜紧紧贴在一起，引起镜片透气性降低，影响角膜的营养供给。如果长期持续下去，就会引起角膜缺氧、角膜损伤或出现影响视力的新生血管，使准妈妈患溃疡性角膜炎的可能性大大增加，严重时还会引发视力减退，甚至失明。

怎样选择孕妇胸罩

由于乳房的不断胀大，以前的胸罩已经不能再用，准妈妈又该购买新的胸罩了。

准妈妈选择胸罩的讲究：

1 准妈妈所穿的胸罩不能有衬垫、硬钢托，透气性一定要好，面料还应该柔软、吸水性强，以纯棉质地最为理想。

2 准妈妈胸罩的色调应该明亮、轻快，白色、粉色、淡蓝色等可以带来好心情的颜色一般比较适合。

3 准妈妈的胸罩肩带应该在肩胛骨和锁骨之间，使准妈妈在穿时不会有束缚感。选购的时候，准妈妈可以通过举手、耸肩等动作检查它是否会掉下来或感到不适。

4 准妈妈在孕期最好选用软钢托支撑的全罩杯胸罩，并应方便穿脱、清洗，最好选择搭扣在前面的。

一起看电影《好孕临门》

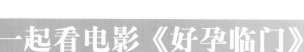

这部电影用诙谐幽默的方式，表现了男女之间思考逻辑不同的地方。刚刚度过 24 岁生日的艾莉森，将年轻人独有的朝气和勇敢在事业上表现得十分突出，因为电视台刚刚通知她，她即将成为一档非常受欢迎的娱乐节目的主播——在她这样的年纪，这样的生活简直可以称做是意气风发了，可是她从来没有想过要拥有一个孩子。

男主角本，不英俊，也没钱，工作也没有，还有不良嗜好，是非主流的边缘人，加拿大移民，平时混日子，就像一个过着单轨架空般生活的长不大的男人，唯一的优点是丰满的外形和丰满的性格让他看起来似乎挺敦实、很可爱。

艾莉森和本，这两个本是毫无关系、毫无登对之处的男女，却在一次酒醉之后意外地被命运之绳牵在一起。艾莉森为自己描绘的美好未来因为这"一夜风流"而变成了水中泡影，而本也似乎完全没有作好自己需要承担责任的准备，可是几个星期之后，本却接到了艾莉森的电话：她怀上了他的孩子。

＊ 一切都因为孩子

24 岁，正是人生中想做什么就做什么的黄金年龄，可以做各种各样的尝试，甚至也可以怀上一个孩子，而不去计较后果。孩子的力量是强大的，在孩子面前，就算是从来没有想过要拥有一个小孩的人如艾莉森和本，也选择了改变自己。在接下来的 9 个月里，他们决定给彼此一个机会，尝试着互相了解。孩子在影片中是主角心灵快速成长的催化剂，这是爱的力量，对孩子的爱、对伴侣的爱，在皆大欢喜的喜剧体验中，它会让你感受到，爱是一种力量，它让我们都学会改变。

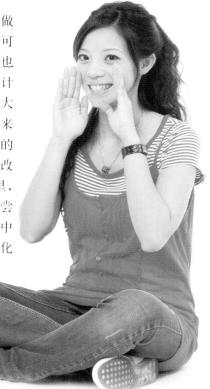

11周
开始长本领了

基本器官发育都已成形

胎宝宝在这一周身长有45~63毫米，体重达到8~14克。

从孕11周起，胎宝宝的增长速度增快，此时的胎宝宝仍然是头大身子小，但是比例已经比之前要协调一些了，头只占到整个身体的1/2，肢体在不断加长，骨骼也开始变硬，脊神经开始生长。另外，因为基本的器官发育都已成形，所以此后受到外界有害刺激而致畸的概率大大降低，准妈妈再也不用那么担心了。

细微之处也在发生着变化，比如出现了细小的绒毛和指甲，眼睛的虹膜也开始发育。不过，眼睛此时仍然没有睁开。

胎宝宝的能力也在增长，他可以把自己的手放到嘴里吮吸，会吞咽羊水、打哈欠，另外，手脚也会经常活动一下，两脚还会做交替向前走的动作，进行原始行走。只是现在这些动作还很轻微，准妈妈还感觉不到。

准妈妈腹部有可能出现妊娠纹

准妈妈可能会发现在小腹部有一条竖线，颜色逐渐变深，这是妊娠纹。随着孕期继续，这条纹会继续增粗、颜色加深，而且会越来越多。不过这无须担心，大部分准妈妈的妊娠纹会在产后逐渐变轻，甚至消失。

准妈妈的子宫还在不断增大，会在本周突出骨盆腔，仔细观察会发现臀部开始变宽，腰部、腿部、臀部肌肉增加，脂肪也开始增厚，且结实有力，多数准妈妈从外观上已经能看出怀孕了。

准妈妈的妊娠反应有所减轻，孕吐也不那么严重了，食欲逐渐变好。因为此时胎宝宝骨骼开始发育，所以准妈妈需要多摄入些含钙的食物。

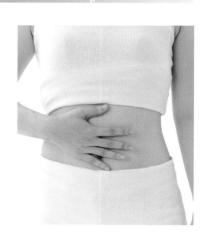

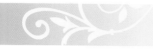

营养关注

控制营养，千万别超标

　　虽然说良好的营养是准妈妈和胎宝宝身体健康的前提条件，但如果营养超标则容易造成营养过剩。事实上，胎宝宝对营养的需要也是在一定限度内的，当现有的营养能够刚好可以满足他的需要时，他就能够成长得很好，如果过多就会造成营养过剩。

＊营养过剩的准妈妈容易难产

　　营养过剩会为将来的分娩和自身的健康带来风险，尤其是到了孕晚期，营养过剩特别容易引起妊娠期糖尿病，使胎宝宝长成巨大儿，难以通过产道，这会增加难产的风险。

＊怎样判断营养是否超标

　　判断孕期是否营养过剩，最方便、最常用的指标就是体重，因此，准妈妈在怀孕期间要养成称体重的习惯。一般，怀孕的头 3 个月体重变化不会太大，进入孕中期后每周体重会增加 0.4 千克左右。参考这个指标，当你发现自己胖得太过，或者是体重增加太快时，应该及时调整自己的饮食。

＊孕期每天营养，可以这样搭配

　　1~2 杯合适的奶制品（如牛奶，500 毫升）、1 份粗细搭配的主粮（如玉米加面条，300 克）、1 份蔬菜（如小油菜，250 克）、1~2 个水果（如苹果，150 克）、1 份豆制品（如豆腐，100 克）、1 份肉类（如猪瘦肉，100 克）、1 个鸡蛋、一定量的调味品（如植物油 20~25 克、盐 6 克）和纯净水 2000 毫升。

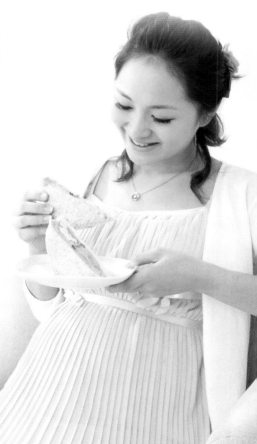

准妈妈要少吃哪些调味料

热性调味料对胎儿的发育具有不利作用，准妈妈最好还是敬而远之。

热性调味料主要包括小茴香、大茴香、花椒、桂皮、辣椒、五香粉等。这些调味料性质燥热，准妈妈吃得太多容易发生便秘。便秘的准妈妈用力排便又会使腹压增大，压迫子宫内的胎宝宝，容易造成胎动不安、畸形、羊水早破、自然流产、早产等不良后果。

味精的主要成分是谷氨酸钠，容易和人血液中的锌结合生成不容易被人体吸收的谷氨酸锌，而后被排出体外，使准妈妈缺锌。缺锌可使胎宝宝出现发育迟缓、免疫功能差、大脑发育受阻、中枢神经系统畸形等不良状况，也会给准妈妈的分娩造成更多痛苦。所以，准妈妈最好少吃味精。

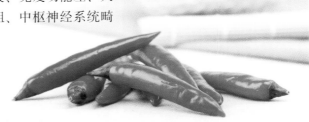

 保健护理

练习几个有利于优生的瑜伽体式

有一些瑜伽体式是可以在孕期常常练习的，准妈妈可以坚持练习这些体式。

＊练习前的准备活动

选择一个宽敞安静的地方，家里的大床或是客厅都是很不错的选择，穿上宽松舒适的衣服，想要练习时，半小时内不要进食或洗澡，这些可以留到练完后进行。

接下来，需要做一点热身，可以盘坐下来，挺直腰背，双肩放松，下巴微收，吸气，慢慢呼气，同时头部轻轻转向右侧，然后吸气，头部还原，反侧重复，直到完全放松。

＊莲花座

长期练习莲花座可以帮助准妈妈远离愤怒、嫉妒，使内心平静，下面是这个体式的要领：

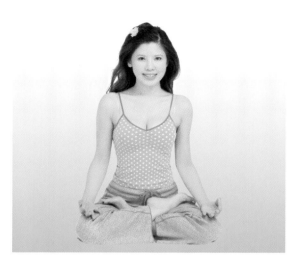

1 盘膝而坐，手臂伸直。

2 脚拇指内侧用力，脚掌朝向两边。

3 呼气之后屏气，提肛、提会阴，腹部下沉，低头保持一会儿，吸气时慢慢放松。

4 反复数次，若是身体不适，应马上休息，每次练习 3~5 分钟即可。

＊猫式

练习猫式对于解除准妈妈肩背部的疲劳很有益，能增强准妈妈和胎宝宝的体质。

注意：练习时摆动腰部的过程要缓慢，呼吸要平稳。

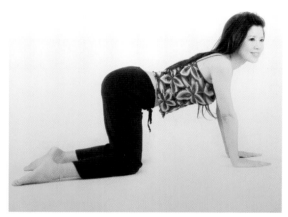

1 跪坐，深呼吸数次。

2 跪正，两手撑在膝盖前方的地面上，吸气，腰部凹陷，头抬高，脸向上。

3 呼气，腰部提高，头向内缩。

4 深呼吸，腰部上下摆动数次。还原跪坐，将呼吸调整均匀。

❧ 专家指导 ❧

如果决定练习孕期瑜伽，不妨常常练习熟知的几种体式，而不必苦苦追求全面，只要集中精神去做，即使只练习一种体式，效果也同样会不错。

保护口腔，孕期拥有"好牙口"

许多口腔疾病都容易在妊娠期发生或加重，一方面是因为身体变化，另一方面跟你不停地吃东西也有关。要想孕期有"好牙口"，勤刷牙、勤漱口绝对不能少。

＊使用软毛牙刷

准妈妈的牙龈部位毛细血管较脆弱，不宜使用硬毛牙刷，以免损伤牙龈，引起疼痛、出血，严重的还会引发牙龈炎，影响进食。而软毛牙刷弹性好，既可以深入龈缘以下及邻面间隙去除牙菌斑，还可以减轻对准妈妈的牙龈伤害。

＊尽量少用含氟牙膏

市售的牙膏多数都含氟。准妈妈氟中毒，可能会影响胎宝宝大脑神经元的发育。为了避免氟中毒，每次使用牙膏的量控制在 1 克左右，即挤出的膏体占牙刷头的 1/3 或 1/4 即可。

＊注意口腔保健

1 每次进餐后都要漱口，每天至少刷 2 次牙，早晚各 1 次。

2 养成使用牙线作为辅助方式清洁牙齿的习惯。牙线可以进入牙缝间，清除使用牙刷无法去除的牙菌斑和食物残渣。

3 如果你患有龋齿，可以选用抑制细菌的牙膏，或服用适量的维生素 D，维生素 D 具有抗菌及限制釉质无机盐排出的作用。

4 使用不含蔗糖的口香糖清洁牙齿，如木糖醇口香糖。每次饭后咀嚼 1 片，对于牙齿和牙龈健康很有帮助。

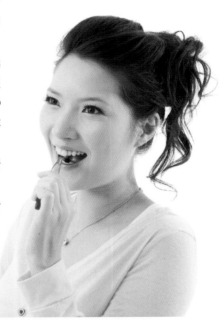

专家指导

每次刷牙后用清水将牙刷清洗干净，刷头朝上置于通风处干燥，避免滋生细菌。

和胎宝宝一起做语言胎教

怀孕第 4 个月，胎宝宝已经开始有了听觉，准爸妈就可以尝试对胎宝宝进行语言胎教了。

语言胎教指准爸妈在孕期用温柔、亲切、富有情趣和美感的语言对胎宝宝讲话，在胎宝宝的大脑中形成最初的语言印象，为宝宝后天的学习打基础，并促进胎宝宝生长发育的教育方法。

＊进行语言胎教的方法

1 给胎宝宝起个乳名。如果准爸妈能在进行语言胎教时给宝宝起一个乳名，并经常用乳名呼唤宝宝，就会使胎宝宝形成对乳名的记忆。

2 多用温柔、亲切的语调和胎宝宝讲话。开始胎教后，准爸妈可以选择一个固定的时间，用温柔、亲切的语调和宝宝讲讲话。讲话可以不必限定内容，既可以问候宝宝，也可以给宝宝讲一讲自己对他的期盼，还可以讲故事、朗诵诗词、念儿歌。每次时间不宜过长，1~3 分钟即可，但最好每次都以相同的词语开头和结尾，以加深胎宝宝的记忆。

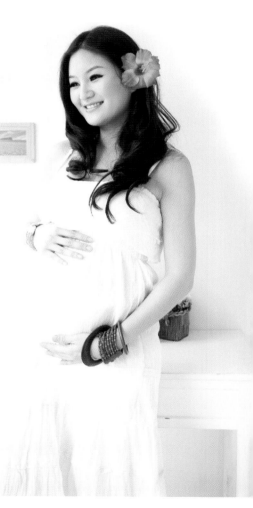

专家指导

准爸爸要多参与语言胎教。有关研究表明，和妈妈的女声比起来，准爸爸低沉、浑厚的男性声音更容易通过羊水传递到胎宝宝的耳朵里，胎宝宝也喜欢听到爸爸的声音。

12周
胎宝宝能对抚摸作出反应了

手指甲和脚趾甲正在形成

这一周，胎宝宝身长（头到臀）65~80毫米，体重比上周稍有增加，头部仍占到身体的1/2，大脑进入迅速增殖期。胎宝宝的脸部器官已经全部就位，眼睛在头的额部，看起来更加显眼，两眼之间的距离拉近了，眼睑已发育，眼睛仍紧闭着，耳朵已经由颈部移到头部两边的正常位置，整体看上去更精美、漂亮了。他现在还有了触感，父母如果用手触摸他的头部，他会把头转开，还会有手指、脚趾张开，嘴巴开合，四肢舞动等反应。不过，这个也只能在B超里看到，准妈妈还是感受不到的。

胎宝宝的肢体虽已形成，但与头部相比，仍然显得有些短小，但较上周已有明显增长。现在他已形成有手指及脚趾的肢体，纤小的手指甲及脚趾甲也正在生长，而且由于肌肉正在发育，所以胎宝宝的活动更多了，他的脚趾能屈能伸，手指还会握拳。

这一周，胎宝宝所有的内脏器官都已形成并开始工作，例如肝脏开始制造胆汁，肾脏开始制造尿液等，这将在很大程度上减少外来药物和感染对他造成的损害。值得惊奇的是，肾脏制造的尿液开始进入膀胱，进而排泄到羊水里，羊水的成分将因此而改变。

妊娠纹开始加深

在这一周，由于激素的影响，准妈妈的妊娠纹开始加深，之前没有出现妊娠纹的准妈妈现在可能也出现了，同时，准妈妈脸部和脖子上会出现黄褐斑。黄褐斑在产后也会像妊娠纹一样自动变淡，不需要担心。

乳房在本周会更加地膨胀，阴道分泌物也会增多。

此时大部分准妈妈都能够真切地感受到胎宝宝的存在了，于是有一些不自觉的行为改变，比如会习惯性地轻抚肚子，与胎宝宝进行交流；偶尔会走神，沉浸在对胎宝宝的想象中，也会放慢走路的速度，等等。

进入孕12周，大部分的准妈妈早孕反应减轻，孕吐已经缓解，疲劳嗜睡也已逐渐过去，精力会大大恢复。

营养关注

素食准妈妈怎样吃，才能不缺乏营养

素食准妈妈，缺乏肉类的饮食会使准妈妈在优质蛋白质、脂肪、矿物质的补充方面遭受很大损失，必须通过科学、合理的饮食规划进行强化补充。

* 素食准妈妈保证营养的方法

1 增加热量摄入。一般准妈妈孕期每天所需要的热量的标准值为 2400 千卡，为保证体力，素食准妈妈每天应该比非素食准妈妈增加 200 千卡的热量摄入，达到每天 2600 千卡左右。

2 保证足够的蛋白质补充。豆腐、豆干、豆奶等豆制品，芝麻等杂粮，黄花菜、口蘑等蔬菜，松子、杏仁、花生、瓜子等干果都含有比较丰富的植物性蛋白质，吃全素的准妈妈可以多吃这些东西，增加自己对蛋白质的摄入。

3 注意补钙。含钙的食物很多，豆腐、玉米、大麦、荞麦、芝麻、藕粉、菜心、油菜、芥菜、甘蓝、萝卜缨、苋菜、野苋菜、荠菜、金针菜、白沙蒿、口蘑、木耳、海带、发菜、柠檬、核桃、松子、杏仁、瓜子等食物中都含有钙，准妈妈可以根据自己的爱好选择食用。

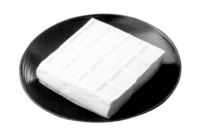

要不要喝孕妇奶粉

正常情况下，只要膳食平衡、营养全面，日常饮食就基本能够满足你和胎宝宝对各类营养素的需求。但现实生活中，由于各种客观条件的限制，如肠胃消化吸收不好、有妊娠并发症或饮食不规律、长期在外就餐，准妈妈可能很难做到营养均衡，如果医生检查后发现营养缺乏，可以适量喝一些孕妇奶粉。

需要注意到的是孕妇奶粉的营养素比较全面，基本上可以满足孕期的营养需要。所以，从原则上讲，如果喝孕妇奶粉，就不需要再补充别的营养素，以免造成营养摄取过量。孕妇奶粉只是在做不到营养均衡前提下的一种补充手段，并不能"包治百病"，因此，最重要的还是保证日常饮食的全面合理。

保健护理

经常进行私密部位的清洁与保护

1 经常用干净的温开水冲洗外阴，清洗用的盆具要专用，不能用来洗别的东西。每次用完后将盆洗净擦干，收在干燥通风的地方。

2 选择面料柔软、透气、吸汗的内裤，最好是棉质的，较不容易引起皮肤过敏。另外，内裤边缘不能太紧，以免紧勒下腹部及大腿根部，引起血流不畅。保持内裤的清洁卫生，每天更换，并单独手洗。先用开水或消毒液浸泡清洗内裤，然后在阳光下暴晒干燥，最好不要阴干。

3 不要经常使用护垫，否则会透气不良，容易滋生细菌。

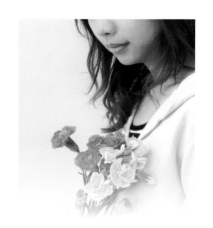

小妙招巧妙防治妊娠纹

妊娠纹是因为脂肪和肌肉增加得多而迅速，导致皮肤弹力纤维和胶原纤维因不堪牵拉而损伤或断裂而形成的。妊娠纹在产后颜色会变浅，有的甚至和皮肤颜色很接近，但很难消失，所以最好提前采取些措施预防，使之尽量减少和减轻。

1 最根本的是控制好体重的增长速度，孕中期、孕晚期每个月增长不要超过2千克，不要在某一个时期暴增，从而使皮肤在短时间内承受太大压力，出现过深的妊娠纹。

2 使用专业托腹带，有效支撑腹部重力，减轻腹部皮肤的过度延展、拉伸，从而减少腹部的妊娠纹。

3 从怀孕初期就坚持在容易出现妊娠纹的部位进行按摩，增加皮肤弹性，按摩用油可以是橄榄油、婴儿油。

4 吃一些富含胶原蛋白和弹性蛋白的食物，如猪皮、猪蹄、动物蹄筋和软骨等有助于增强皮肤弹性的食物。

市面上有很多除妊娠纹霜，也可以使用，但要咨询清楚，避免对胎宝宝造成伤害。

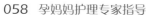

充满乐趣的剪纸

剪纸是中国最古老的民间艺术，孕期剪纸不但充满了乐趣，而且还可以培养胎宝宝的专注力。

✳ 手工材料

方形纸（你手边的彩色广告纸、废报纸、彩色硬纸都是很好的材料），剪刀，铅笔，橡皮

✳ 手工步骤

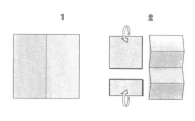
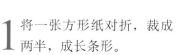
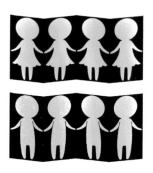
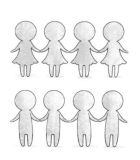

1 将一张方形纸对折，裁成两半，成长条形。
2 分别将长条形纸向前、向后连续翻折，对齐，成屏风样。

3 将折好的纸张压平，分别勾勒出男孩、女孩的轮廓，将不要的部分描黑。

4 剪去描黑部分，注意不要将手部剪断，展开，一群手牵手的小男孩、小女孩就出现了。

专家指导

在剪纸的时候，准妈妈可以向胎宝宝描述你剪的是什么、长什么样，还可以向他描述你剪纸的过程，这样不但更富有趣味，而且同时也进行了语言胎教。

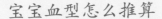

宝宝血型怎么推算

人的血型可分为 4 种类型，分别为 A 型、B 型、AB 型和 O 型，统称为 ABO 血型系统。红细胞含 A 抗原和 H 抗原的血叫 A 型血，红细胞含 B 抗原和 H 抗原的血叫 B 型血，红细胞含 A 抗原、B 抗原和 H 抗原的血叫 AB 型血，红细胞只有 H 抗原的血叫 O 型血。AB 型血的人可以接受任何血型的血液输入，被称做万能受血者；O 型血可以输给任何血型的人，被称做万能输血者。

血型是有一定遗传规律的，千百年来已经形成了一个固定的遗传模式。根据准妈妈和准爸爸的血型，就可以推测出宝宝是什么血型（见下表）。

父母血型	子女可能有的血型	子女不可能有的血型
A+A	A,O	B,AB
A+B	A,B,AB,O	无
A+AB	A,B,AB	O
A+O	A,O	B,AB
B+B	B,O	A,AB
B+AB	A,B,AB	O
B+O	B,O	A,AB
AB+AB	A,B,AB	O
AB+O	A,B	AB,O
O+O	O	A,B,AB

产检时需要提前作什么准备

初次产检可能稍稍有些尴尬，不过在日后会慢慢适应，所以不用太紧张。

做产检时穿的衣服要宽松，容易穿脱。最好的搭配是前开口的上衣和大摆的裙子或宽松的裤子。鞋子要避免复杂的系带鞋子，尽量好穿脱。

在产检时，医生会问一些问题，包括准妈妈的月经周期、末次月经时间、怀孕的次数、分娩次数、流产次数和流产方式、既往病史、手术外伤史以及药物过敏史等，另外，还会问准爸爸的年龄和身体状况，以及夫妻双方的家族遗传病史等。家族有无遗传病史，准妈妈要提前了解一下。

产检项目比较平常，包括身高、体重、血压、宫高、腹围、胎方位、胎心、尿常规、血常规、心电图等，不需要提前准备什么，听从医生安排即可。

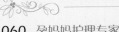

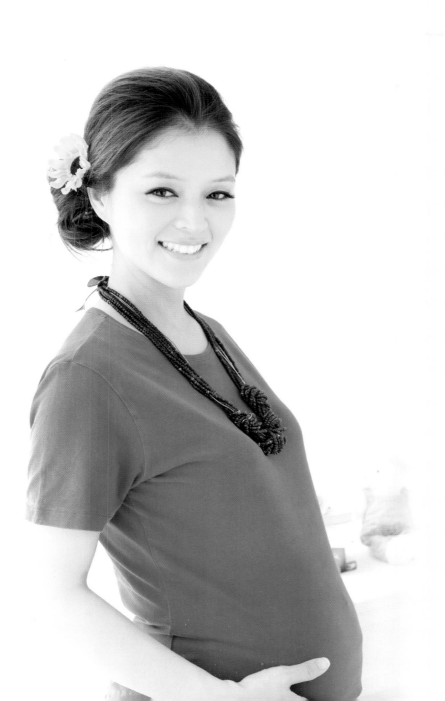

第 3 章

孕 4～7 个月，
美妙舒适的大肚期（孕中期）

13周
胎盘和脐带发育完成

脐带是运输营养的生命线

胎宝宝现在的身长为70~76毫米，体重约20克。

胎宝宝本身也还在不断的成长变化中，继续发育并完善各器官的功能。首先，脖子发育得已经足以支撑头部，脸部五官更集中；其次，神经元迅速增多，神经突触形成，条件反射能力增强；最后，胎宝宝

的牙槽内在本周开始出现乳牙牙体，声带也开始形成。

胎盘和脐带在13周发育完成了，对胎宝宝来说，这可是一条生命线，胎宝宝通过它们吸收母体中的营养。从现在起，胎宝宝将努力通过脐带把胎盘内的营养和氧气吸收到自己体内，并把代谢废物从脐带

运送出去。

还有一个胎宝宝重要的身份识别信息也开始形成了，这就是手指和脚趾纹印，这是独一无二的。在孩子出生后，脚纹将被印在出生记录单上作为证明。

早孕反应消失，准妈妈感觉舒适

准妈妈体重现在还没有增加很多，但从此开始会逐渐增加，准妈妈可以经常量一下体重了。

大部分准妈妈的早孕反应在这个时候消失了：没有晨吐，鼻子不再那么敏感，不会老是恶心，倦怠感也消失。曾受早孕反应严重折磨的准妈妈此刻无疑感觉到了解脱。甚至会有

的准妈妈感觉就像重生了一样，心情愉悦到无以复加。

早孕反应消失的同时，准妈妈的胃口会大开，而身体负担又不那么重，这将是准妈妈在孕期最为美好的一段时光。

现在准妈妈的肚子上可以看到条条静脉，像地图线条一样分布着，这是因为腹部皮肤变薄了。另外，准妈妈有时候

会感到乳房的皮肤痒痒的，还有白色的乳汁分泌出来，这些都是孕激素增长引起的，都属正常现象。

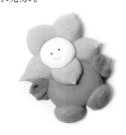

胃口大开，少量多餐

进入孕中期，胎宝宝各系统功能加强、骨骼骨化，营养需求量加大；而准妈妈的体重、乳房、子宫也逐渐增大，营养需求量增大；另外准妈妈的各个系统、器官功能增强，基础代谢增加，营养需求量也增大，所以准妈妈的胃口会大开。这段时间还不需要担心体重超标，准妈妈可以想吃多少就吃多少，但是要注意吃得营养、吃得健康，不要吃刺激性食物和垃圾食品。因为从孕中期开始，母体内需要储存一些能量、蛋白质、脂肪等营养素，所以食物的营养性还是必须讲究的。

此时早孕反应减轻，食欲增加，身体活动自如，是一个纠正、弥补、调整和补充营养的大好时期，建议充分利用。如果有条件，可以咨询专业的营养师，制订专业方案，纠正孕呕吐期造成的电解质紊乱、弥补早期营养素的丢失、调整机体的营养状况等，给胎宝宝和母体最好的呵护。

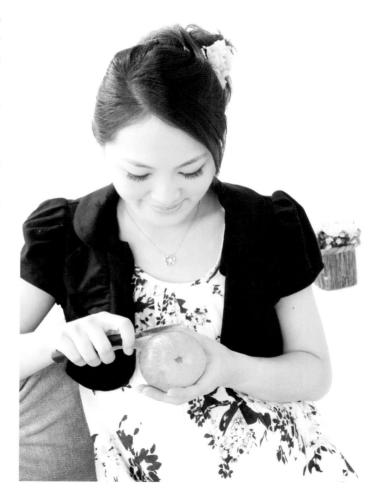

准妈妈怎样补钙更健康

钙是构成人体骨骼和牙齿的重要元素，还具有维持人体组织的弹性和韧性、降低神经细胞的兴奋性、强化神经系统的传导功能、维持肌肉神经的正常兴奋、调节人体细胞和毛细血管的通透性、促进人体内多种酶的活动、参与血液的凝固过程、维持人体酸碱平衡等生理作用。

＊从怀孕第4个月开始补钙

从怀孕第5个月起，胎宝宝的恒牙牙胚开始发育，再加上骨骼的发育也需要大量的钙，这些都需要从准妈妈的体内得到补充。为预防缺钙引起的腰酸、腿痛、手脚发麻、腿抽筋等孕期不适，从怀孕第4个月起，准妈妈就应该开始科学、适度地补钙。

＊饮食补钙是最安全的补钙方式

虾皮、虾米、海带、紫菜、奶制品、豆制品、木耳、芝麻酱、芝麻、发菜、话梅、瓜子、茶叶、雪里红、薹菜、口蘑、泥鳅等食物中含有丰富的钙，准妈妈可以根据自己的情况选择食用。

适当的蛋白质、含有维生素D的饮食、酸性氨基酸和低磷膳食则有助于钙的吸收。但是，食用菠菜、油菜、谷物麸皮等含有大量草酸或植酸的食物、吃盐过多、高蛋白食物吃得过多都可以影响身体对钙的吸收。

此外，准妈妈要注意，当人体内的钙、磷比例是2：1时，钙的吸收利用率达到最高。如果准妈妈大量食用碳酸饮料、可乐、咖啡、汉堡包、比萨饼、小麦胚芽、动物肝脏、炸薯条等高磷食物，过多的磷会把体内的钙"赶"出体外。所以，准妈妈补钙期间，一定要少吃上述高磷食物。

＊如何选择钙制剂

目前市场上的钙补充剂种类繁多，大致可分为无机钙和有机钙两种。

无机钙主要指碳酸钙，这是最早的补钙产品，含钙量高，价格便宜，溶解度和吸收率比较低；有机钙指葡萄糖酸钙、乳酸钙、枸橼酸钙、氨基酸螯合钙等有机酸钙和有机钙，含钙量相对较低，价格比较高，吸收率比较高。

准妈妈食道内充分的食糜可干扰饮食中草酸的作用，促进钙的吸收。所以，钙片应该在吃饭后不久服用，不要空腹服用钙片。

专家指导

醋可以促进骨头中的钙溶解，增加骨头汤中的钙含量。所以，炖骨头汤时在汤里加一两匙醋，对帮助准妈妈提高补钙效果是很有帮助的。

保健护理

从本周开始，每月做一次产检

进入孕中期以后，医生会安排每个月做一次产检，监测胎宝宝的发育情况和准妈妈的健康情况。另外会做两个筛查，

孕14~20周时做唐氏儿筛查，24~28周做妊娠糖尿病筛查，准妈妈要重视。

每次产检需要咨询清楚下次产检的时间，有什么注意事项，是否需要静脉抽血等。如果有静脉抽血的项目，产检当日需要空腹。

专家指导

例行孕检和第一次产检差不多，注意衣服宽松、易穿脱，尽早出门等。另外要记得带上母婴手册、医保卡、诊疗卡等，这些都是就诊的依据，而且医生会将每一次产检情况都记录在母婴手册上。为避免遗漏或遗失，这些东西最好集中装在一个小袋子里，然后放在背包内。

B超对胎宝宝有无影响

很多准妈妈因为担心胎宝宝受影响而拒绝照B超，其实这是不必要的。B超检查主要依靠的是声波，并非辐射，所以对胎宝宝的影响非常轻微。

一般整个孕期需要做3~5次B超，除了孕早期的一次，

22周和28~30周时分别做一次，两次筛查胎宝宝发育是否正常，36周以后，根据情况再做1~2次B超，以明确羊水多少、胎盘功能、胎宝宝情况、胎位等，据此确定分娩方式。如果过了预产期仍未临产，还

需增加几次B超。一切听医生安排即可。

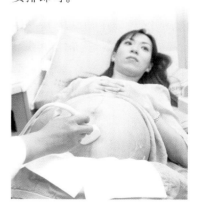

专家指导

不能因为B超对胎宝宝无害就没节制地照，照太多次会增加准妈妈的压力，同时也可能打扰到胎宝宝的休息。

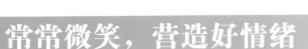

常常微笑，营造好情绪

愉悦的情绪可促使大脑皮层兴奋，使血压、脉搏、呼吸、消化液的分泌均处于平稳、协调的状态，有利于身心健康，同时还有利于改善胎盘供血量，促进胎宝宝健康发育。准妈妈快乐的时候，这种良好的心态会很快传递给腹中的宝宝，他也会觉得很快乐。当他接受了这种愉悦的情绪后，会在心理、生理方面促进他的发育，将来他会更聪慧、更健康，因此，微笑是你给予胎宝宝最好的胎教之一。

每天清晨醒来，先跟胎宝宝打一个招呼，告诉宝宝，新的一天开始了，他又长大了一天，然后对着镜子，给自己一个美丽的微笑，告诉自己美好的一天即将开始，同时也将这种美好的情绪传达给胎宝宝。

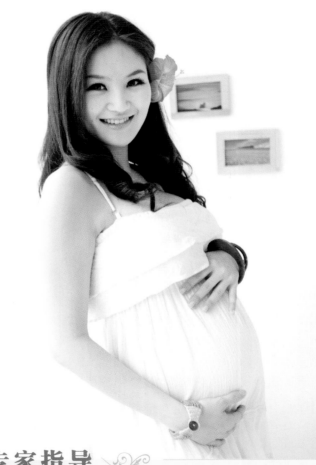

专家指导

良好的心态，融洽的感情，幸福美满的家庭，这些也是优生的重要因素，准爸爸也应该常常微笑，准爸爸愉悦的情绪会感染准妈妈，让她觉得快乐，通过准妈妈，这种快乐的气氛最终也会传递给宝宝。

14 周
会皱眉做鬼脸了

全身的皮肤都覆盖着胎毛

在第 14 周，胎宝宝头到臀的长度为 85~92 毫米，体重为 30~43 克。

胎宝宝在本周长出了胎毛，全身都被胎毛覆盖。这些胎毛会在孩子出生后消失。

胎宝宝的骨骼继续发育，软骨开始形成。另外，胎宝宝的胃内消化腺和口腔内唾液腺也会形成。而他的脏器功能也在不断地锻炼和完善中，吞咽、排尿都很平常。

从这一周开始，胎宝宝身体的生长速度超过头部，头重脚轻的状况将得到很大改善，而且他的颈部更加伸展、更加有力，有时候还能把头抬起来。四肢的生长速度出现了分化，胳膊的生长速度超过腿部，而且灵活性也优于腿部，会时不时挥动胳膊，并做出抓或握的动作，还会把手放入嘴里吮吸。另外，胎宝宝开始锻炼面部的肌肉，经常会出现皱眉、斜眼等动作。

本周还有一个重要变化，就是胎宝宝的外生殖器已经基本成形。

准妈妈乳房增大并向两侧扩张

准妈妈本周子宫大约有成人拳头大小，底部达到耻骨上缘。不过，小腹仍然没有明显突出。

从本周开始，准妈妈的体重上升明显，身材开始变得丰满，腰围也有所增加。

乳房不仅增大了，形状也有所改变，乳房的下端向两侧扩张。

皮肤有时候可能会感觉瘙痒，这是激素的影响，不会带来其他损害，不用担心。

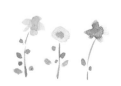

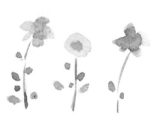

营养关注

多吃能让情绪快乐的食物

怀孕后，进行户外活动的机会没有以前那么多了，户外活动和接触阳光不足会使得准妈妈的身体不能产生充分的快乐激素，这会影响到孕期的情绪。但是，很多食物可以弥补在这一点上的不足，吃下它们，身体将会帮助你产生更多的快乐激素。

✳ 能让你更快乐的美食

香蕉：香蕉里含有丰富的快乐激素，这些快乐激素可以增强神经功能，使你有个好心情。

土豆：土豆是让人的情绪积极向上的食物，土豆的好处还在于能够迅速转化成能量，所以，平时多吃点土豆做的菜是快乐的秘诀。

葡萄干和其他干果：慢慢地咀嚼这些干果，能吸收大量的微量元素和矿物质，因此能激活大脑中的快乐激素。

谷物类食品：早在中世纪，欧洲人就把金黄饱满的谷物称做"快乐粮食"，因为谷物类的食品能带给你更多太阳的能量，让你感到快乐。

海鱼和蘑菇：这两类食物是最好的维生素 D 的供应者，维生素 D 是促进快乐激素形成的重要营养元素，尤其在冬天更应该多吃点海鱼和蘑菇。

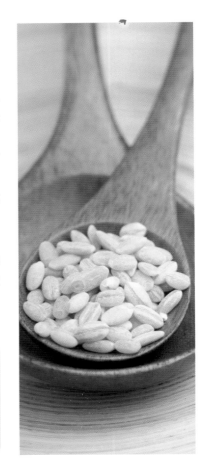

专家指导

虽然土豆做的菜是你的快乐美食，但是薯片可不是其中的一分子，经过油炸而且添加了大量盐的薯片只能说是多吃无益。

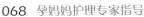

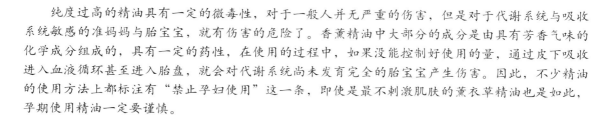

保健护理

谨慎使用精油

　　纯度过高的精油具有一定的微毒性，对于一般人并无严重的伤害，但是对于代谢系统与吸收系统敏感的准妈妈与胎宝宝，就有伤害的危险了。香薰精油中大部分的成分是由具有芳香气味的化学成分组成的，具有一定的药性，在使用的过程中，如果没能控制好使用的量，通过皮下吸收进入血液循环甚至进入胎盘，就会对代谢系统尚未发育完全的胎宝宝产生伤害。因此，不少精油的使用方法上都标注有"禁止孕妇使用"这一条，即使是最不刺激肌肤的薰衣草精油也是如此，孕期使用精油一定要谨慎。

✱ 需要特别小心使用的精油

1 刺激性香薰精油：肉桂、丁香、牛至、香薄荷、百里香。

2 过敏性香薰精油：马鞭草、闭鞘姜、洋茴香、依兰。

3 光毒性香薰精油：柠檬、青柠、欧白芷、佛手柑、小茴香。

✱ 怎样安全使用精油

　　适合孕期使用的精油只有极少数几种，在孕期，一般可以使用的精油有：橙花、橘子、红柑、柠檬、天竺葵、茉莉、茶树、葡萄柚、针叶松。目前市面上也有特别针对准妈妈调制、适合准妈妈使用的精油，在购买这类产品时，可以询问相关的人员，或者查看标示上的指示及说明。使用的时候，如果觉得恶心，应立即停止。

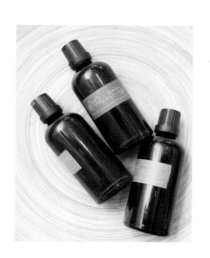

专家指导

　　精油的分子极微小，很容易经皮肤渗透入体内，所以怀孕及哺乳期间并不适合作精油按摩，以免因精油而影响到宝宝。即使是可用的精油，最好也只是作为室内芳香，不要让精油接触皮肤。

保养好日渐增大的乳房

由于体内的孕激素水平增高，乳房变大，乳头、乳晕颜色变深。从孕中期开始，乳腺真正发达起来，这时对乳房进行规律合理的保养，有利于产后的哺乳和恢复。

✽ 清洁乳房，呵护乳头

经常用温水擦洗整个乳房，并将乳晕和乳头的皮肤褶皱处擦洗干净。如果乳头上黏附有硬痂样的东西，不要强行搓洗去除，要先在上边涂抹植物油（豆油、花生油或橄榄油），待硬痂变软溶解后，再用柔软干净的毛巾轻轻擦掉。擦洗干净后，在乳房及乳头上涂抹润肤乳，防止干燥皲裂。

千万不要用香皂洗乳房，碱性清洁用品会洗去乳房上的角质层和油脂，使乳房表皮干燥、肿胀，不利于乳房的保健。

✽ 坚持按摩乳房

用合理的手法对乳房进行规律的按摩，可以促进乳房的血液循环，提高乳房和乳头的耐受性，使分娩后排乳通畅。乳房按摩可以在每天洗澡后或睡觉前进行。

方法一：抓揉法

取坐位，将乳房擦洗干净后，涂上按摩油，用双手手掌在乳房周围轻轻按摩 1~3 分钟，然后用手指从乳房根部向乳头处轻轻抓揉 10~20 下。

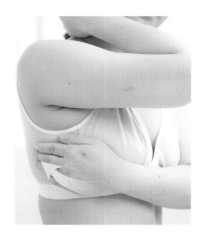

方法二：推揉法

1 手掌覆在乳房外侧（腋下），用手心横着向里推 3 下。

2 手掌放在乳房的侧下方，斜着往上用手心推 3 下。

3 手掌放在乳房的下方，从下往上用手心推 3 下。

专家指导

在进行乳房按摩时，力度一定要轻柔，以不感觉疼痛为宜。如果在按摩时感到腹部抽搐或疼痛，应立即停止。

胎教时间

简笔画：圆滚滚的小鸡

简笔画会让你集中精神、转移注意力、缓解妊娠反应。今天画个简单、形态各异的小鸡崽吧，将来你也可以跟宝宝一起画，看谁画得又快又好！

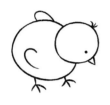 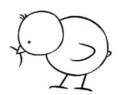 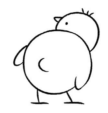

* 画小鸡

小鸡头，小鸡尾，
小鸡眼睛小鸡嘴，
小鸡长着两条腿！
鸡头画小圆，鸡身画大圆，
翅膀画半圆，
眼睛随着头部转，
小脚画两边，
圆滚滚的小鸡就出现。

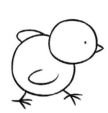 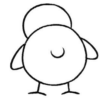 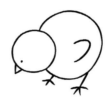

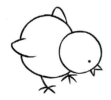 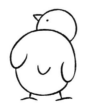 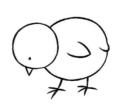

15周
能够品尝味道了

胎宝宝发育经历一个小高峰

在第15周，胎宝宝从头到臀的长度将达到10厘米，重60~70克。

胎宝宝的身体在本周的发育速度超过前面一段时期，腿部在本周将超过胳膊的长度，整个身体变得更加协调。

胎宝宝的头发和眉毛也会在本周出现，眼睛虽然闭着，但是已经能感觉到光线强弱了，如果用手电筒照射腹部，胎宝宝很可能将头转开。

胎宝宝不断地吞咽和吐出羊水，这可以促进他肺部气囊的发育。这时胎宝宝的胸部会随着吞咽而有节律地起伏。紧接着，胎宝宝呼吸的前兆就会出现——打嗝，但是打嗝还不能像成人一样发出声音，因为他的气管中充斥的是液体而不是气体。

这个时期，胎宝宝的动作更多了，也更协调了，因为他的关节全部都发育完成而且可以自由运用了。

准妈妈需要换稍微宽松的衣服了

在本周，准妈妈的子宫位继续升高，子宫底高度在肚脐下2~3指宽的地方。小腹虽还没有明显的突出，但穿上以往的衣服会显得紧绷绷的，很不舒适，需要换宽松的衣服了。

此时，因为胎宝宝的代谢能力加强、代谢物增多，准妈妈尿频现象更严重了，而且会频繁起夜，有可能比白天还多，这个时候，一定不要因为怕起夜而不敢喝水，此时喝水是很必要的。

本周准妈妈身体的血容量逐渐增加，血液循环速度加快，加上孕期体温较高，所以此后准妈妈的肤色看上去会好很多，显得红润有光泽。

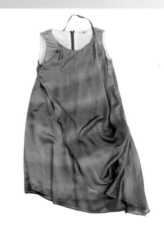

营养关注

学会计算每日所需热量

在怀孕后，需要适当增加热量。一般女性日常所需热量有一个计算公式，准妈妈可以参考一下，即日需热量 = [65.5+9.6× 体重（千克）+1.9× 高度（厘米）－ 4.7× 年龄]× 活动量，其中活动量的值为 1.1~1.3 之间，运动量大时乘以 1.3，而活动量较小，乘以 1.1 即可。

中国营养学会推荐女性在怀孕中、晚期每天各增加 200 卡路里的热量。200 卡路里的热量相当于大半碗米饭，或 1 个鸡蛋加 200 毫升牛奶，或一片面包加 1 杯酸奶，或 1 片面包加 1 个中等大小的苹果，准妈妈可以计算着吃。

仍然孕吐不止，怎么办

大多数准妈妈的孕吐都会在 11~12 周减轻，然后消失，但还是有个别准妈妈会持续，甚至持续整个孕期，这跟个人体质有关。需要注意的是要排除心理因素导致的孕吐。体会一下，如果是没有想到孕吐，就没感觉，一想到就恶心，这就是心理因素导致的了。尽量不去想就会慢慢缓解了。

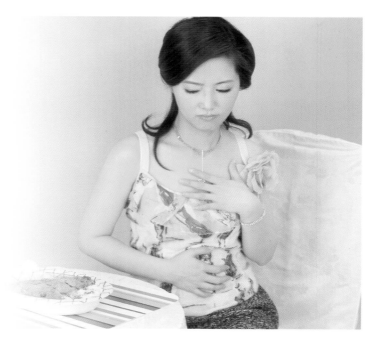

准妈妈看电视守则

即使孕期生活比较清闲，准妈妈也不应该没完没了地看电视。偶尔看一下的话，也不应该不加选择、随心所欲，而应该在科学原则的指导下合理、有度地看电视。

＊准妈妈看电视需要注意的问题

1 一次看电视的时间不要超过两小时，避免过度用眼睛，诱发妊娠高血压。

2 准妈妈与电视机的距离应在两米以上。最好穿上防辐射服，将危险降至最低。

3 开窗通风，保持空气流通。

4 不要在饱食后看电视，也不要边吃零食边看电视。

5 不要蜷在沙发里看电视，以免腹腔内压增大，胃肠蠕动受限，诱发胆道疾病。

6 看完电视后要用清水洗干净手、脸，消除阴极线、放射线对胎宝宝的影响。

7 避免看有恐怖、惊险、血腥、暴力等情节或容易使人悲伤落泪的节目，以免引起精神紧张，对妊娠不利。

8 经常擦拭电视屏幕（擦的时候要关掉电视机，拔掉电源插头，并要用干布擦拭），清除灰尘的同时，也就把滞留在里面的电磁辐射一并清除掉。

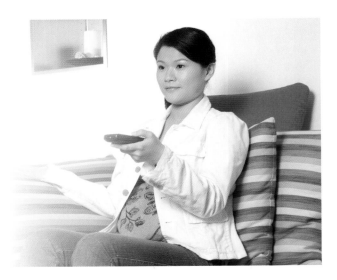

专家指导

除了看电视，准妈妈还可以到环境优美、离家近的地方散散步，逛一逛小区周围的小店，还可以听听音乐，欣赏一些优美、高雅的画作和其他艺术品，以此来充实自己的孕期。

胎教时间

看几米漫画《月亮忘记了》

在得到与失去、记忆与遗忘、孤独与关爱之间，几米用画笔诉说了一个感伤但温暖的故事。

＊故事简介

几米的绘本故事《月亮忘记了》开始于一个失足坠楼的男子，在从五楼坠落的过程中，天上的一轮明月被带了下来。失去月亮的城市在黑暗中变得慌乱，失去月亮的人们企图人工复制月亮以唤起甜蜜的记忆，却终究无法赶走强烈的孤独。枯萎的树梢、受伤的人工月亮，都像是在控诉人们曾经不懂得珍惜。

＊《月亮忘记了》精彩书摘

1 我看不见你，却依然感到温暖。

2 他们在无意间相遇，却为幽暗的生命带来温柔美好的光亮。

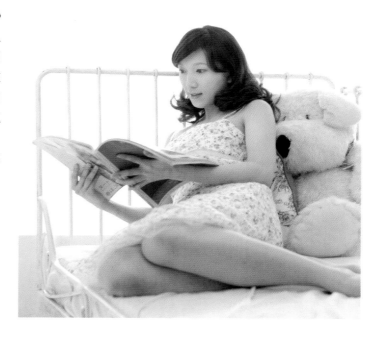

专家指导

准妈妈在孕期可以阅读一些美好温暖的故事，因为不方便出行，你可以少去图书馆或者书店，托朋友给你借阅或者在网上购书比较好。

16周
胎心音清晰可辨

胎宝宝身体比例和动作更协调

在孕16周，胎宝宝身长为12~15厘米，体重120~150克，生长依然迅速，身体比例协调多了，头部只占到整个身体的1/3。

胎宝宝虽然非常小，但已经接近完美。他的神经系统开始工作，肌肉可以对大脑的刺激作出反应，加上关节的灵活使用，动作更加协调。

胎宝宝的循环系统几乎都进入了正常的工作状态，可以把尿排到羊水中，但羊水仍然是安全的，因为胎宝宝的尿液是干净无毒的，其中的代谢废物早已经随着准妈妈的循环系统排出体外，所以胎宝宝还是会把羊水吞咽下去练习呼吸。

另外，胎宝宝的眼珠子开始慢慢转动，不过眼睛仍然不能睁开，手指甲也完整地形成了。

准妈妈肚子略微突出

大多数准妈妈的肚子在本周有些略微地突出了，因为子宫差不多有婴儿的头大小，从外观上，已经能很清晰地看出是孕妇了，只有少数身材高大或本身较消瘦的准妈妈可能还看不出来。这个时期，准妈妈要及时换上宽松的衣服，这样才能供给子宫充足的血液。

本身感觉敏锐的准妈妈和第2次怀孕的准妈妈在本周能比较清晰地感觉到胎动。没有感觉到胎动的准妈妈也不要着急，有的准妈妈需要到孕20周左右才能有所察觉。此时的胎动并不规律，不能作为监测胎宝宝健康与否的标准。

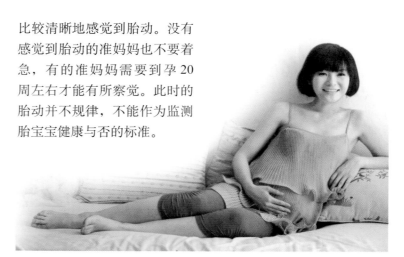

粗细粮怎么搭配更健康

粗细粮搭配可以丰富食物营养，均衡饮食结构，而且能够使粗糙的粗粮更美味。下面几种经典的粗细粮搭配方法，准妈妈可以参考制作。

黄豆玉米糊：黄豆和玉米一起洗净，放入食品粉碎机打成粉，加适量水煮成糊，加些糖即可食用。

牛奶麦片粥：用开水将麦片泡成糊，然后加入牛奶搅拌均匀即可食用。

玉米菜团子：将各种蔬菜切碎，和入适量玉米粉，加水和少量盐和成面团，分成均匀的几份，放入蒸锅蒸熟即可食用。

二米粥：将50克糙米洗净，加清水浸泡3~4小时，放入锅中，加150毫升水，煮开，再将20克糯米洗净加入锅中，一起煮至黏稠即可。

二米饭：将50克大米、50克小米洗净，放入电饭煲中，加入150毫升水，浸泡20分钟后，加盖中火煮20分钟，焖15分钟后取出即可。

大米绿豆粥：将20克绿豆洗净后用清水浸泡1小时，与50克大米一起放入锅中煮成粥即可。

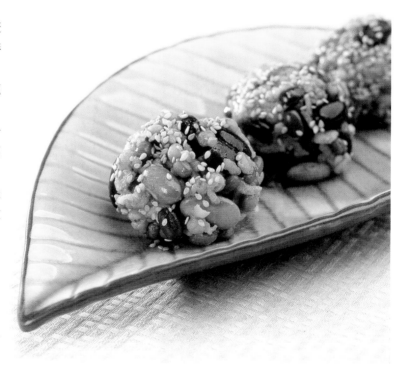

重视唐氏筛查

唐氏筛查是通过化验血液来检测母体血清中甲型胎儿蛋白和人体绒毛促性腺激素的浓度，并结合准妈妈的年龄、体重、预产期和采血时的孕周等判断胎宝宝患有唐氏综合征的危险系数。一般抽血后1周内即可拿到筛查结果。

＊看懂唐氏筛查报告

AFP 胚胎肝细胞产生的一种特殊蛋白，作用是保护胎宝宝不受母体排斥。通过测定羊水和母体血中的AFP浓度来判断胎宝宝发育有无重大异常。

HCG 人绒毛促性腺激素的浓度。医生会将这个数据连同你的年龄、体重和孕周来测算出胎宝宝患唐氏综合征的危险度。

危险度 一般情况下，这个数值如果低于1：270，就表示胎宝宝患唐氏综合征的危险度较低，概率不到1%。

结果 如果是"低危"，则表明胎宝宝患唐氏综合征的危险度较低。如果是"高危"，你也不必过分惊慌，因为高危人群不一定都是唐氏患儿，需要进行羊水细胞染色体核型分析确诊。

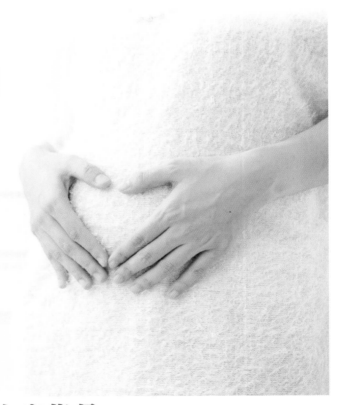

～✦ 专家指导 ✦～

唐氏筛查时间控制非常严格，如果错过了最佳检查时间段，会影响检查结果的准确性，且无法进行补检，只能进行羊膜腔穿刺检查。

胎教时间

听音乐《摇篮曲》

　　《摇篮曲》原是一首通俗歌曲，作于1868年。相传是勃拉姆斯为祝贺法柏夫人第二个儿子的出生而作的。法柏夫人是维也纳著名的歌唱家，1859年勃拉姆斯在汉堡时，曾被她优美的歌声所感动，从而与她建立了深厚的友谊，后来就利用她喜欢的圆舞曲的曲调作为伴奏，作成了这首平易可亲、感情真挚的《摇篮曲》送给她。

　　勃拉姆斯的《摇篮曲》节奏舒缓，曲调恬静而悠扬，当听着这首乐曲时，带来的将是宁静与闲适，仿佛是母亲在轻拍着宝宝入睡，深切地表现了母亲温柔慈爱的内心情感，可以让准妈妈和胎宝宝在与旋律一同摇摆的过程中，享受梦境般的美好。

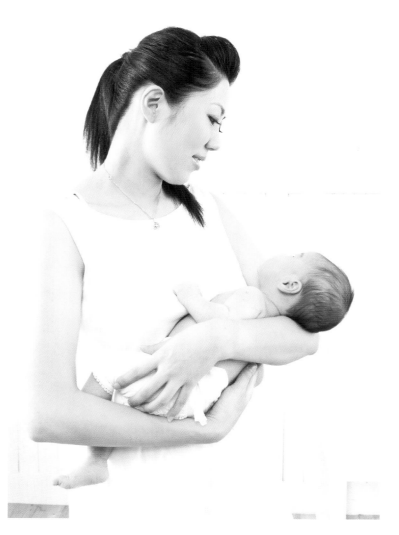

肚皮痒，而且有时候感觉肚脐抻，是不是胎动

肚皮痒是激素对腹部皮肤作用导致的。14 周出现胎动也属正常，但肚脐感觉抻并不是胎动，有的准妈妈很形象地将胎动形容成像肚皮上在鼓泡泡，准妈妈可以注意观察一下自己的肚子。

怎样摆脱致畸幻想

有些准妈妈比较容易焦虑，一旦自己出现和别人不一样的妊娠现象，就会忧心忡忡，担心宝宝患病或畸形。在心理学上，这属于致畸幻想，是完全没有必要的。

其实人与人之间存在着天然的个体差异，每个准妈妈的妊娠过程都是独特的，不可能和别人完全相同。只要准妈妈在孕前做了必要的检查和咨询，医生已经排除了胎儿致畸的可能性，就完全没必要担心胎宝宝的健康问题。

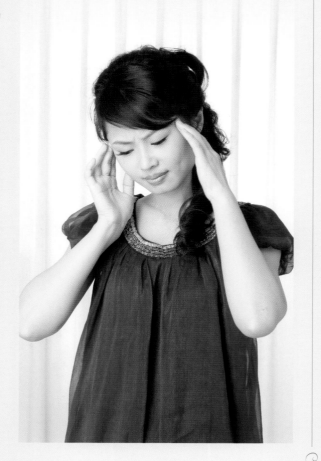

17 周
脐带成为胎宝宝的好玩具

胎宝宝心脏发育几乎完成

胎宝宝在本周身长约 13 厘米，体重为 140~170 克，生长速度有所减慢，不过在此后 3 周，会再次加快，重量和身长都将增加 2 倍以上。

本周胎宝宝的心脏发育几乎完成，搏动有力，每分钟约跳动 145 次。其他的脏器也在不停的锻炼和完善中。

胎宝宝的听觉从 17 周开始发育，逐渐可以听到准妈妈身体内部和外面世界的声音。

胎宝宝现在的动作越来越多，而且也越来越协调，经常会抓着自己越来越粗壮的脐带玩耍，还会拳打脚踢。动作幅度较大时，准妈妈就会感觉到。

在这段时间，胎宝宝的棕色脂肪开始形成。棕色脂肪可以在孩子出生后释放热量，帮助他保温。骨骼开始变硬，保护骨骼的卵磷脂也形成并覆盖其上，通过 B 超可以隐约看到胎宝宝排列整齐的脊柱。另外，胎宝宝的手指现在已经非常清晰，只是关节还不容易看出来。

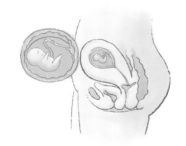

准妈妈可以开始进行居家监护

本周以后可以进行居家监护了，监护的内容包括监测胎动、胎心音、测量宫高、体重等。

本周准妈妈的行动不那么灵活了，随着子宫的不断增大，准妈妈的身体重心发生了变化，有的准妈妈在这段时间会感到腹部一侧有轻微的触痛，还有的准妈妈会感到背痛，这是韧带的变化导致的。子宫增大的同时，子宫两边的韧带在迅速拉长、变软。为防子宫受到牵拉挤压，准妈妈起坐、拿东西的时候都要放慢速度，小心从事。

内分泌变化还会让准妈妈出现鼻塞、鼻黏膜充血和出血症状，但不要随便使用滴鼻液和抗过敏药物。一般情况下，这种现象会自行逐渐减轻。如果鼻出血严重，应警惕妊娠高血压综合征，及时请医生检查处理。

无须特意加大饭量

有的准妈妈本身饭量较小，怀孕后也没有增加多少，但这未必就会缺乏营养，只要每次产检胎宝宝发育正常，准妈妈也没有什么不适症状，且总体上体重在增加，就没必要强迫自己增大饭量。如果违背自己的意愿，强迫进食，不但会造成消化系统的负担，还会引起自己对食物的反感，并影响营养的吸收，对胎宝宝和自己都不利。

不要太担忧胎宝宝营养不良，孕期的营养分配是先满足胎宝宝，再满足准妈妈，所以除非营养极端不良，才会影响胎宝宝发育，那时候准妈妈的身体肯定已经出现营养不良的症状了。

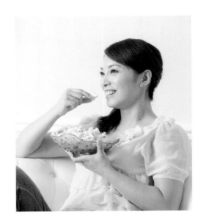

学会数胎动，检测胎宝宝健康

* 胎动计数法

胎宝宝持续不断地动算做一次胎动，如果中间有停顿且间隔时间超过 2~3 分钟，则算做另外一次。

每天选取早、中、晚 3 个固定的时间，各数 1 个小时的胎动（如早上起床前的 1 小时，中午午休的 1 小时，晚饭后的 1 小时）。然后把 3 个小时胎动的次数相加乘以 4，即为 12 小时的胎动次数。然后将计算结果记录在表格上。

专家指导

如果是受到准妈妈咳嗽、呼吸等动作影响所产生的被动性运动，则不算胎动，不在记录范围之列。

抚摸胎教，和胎宝宝玩踢肚游戏

胎宝宝在母体内有很强的感知能力，与胎宝宝做游戏不但可以增强胎宝宝活动的积极性，而且有利于他智力的发育。

踢肚游戏是特别适合这个时期胎宝宝的胎教法，即用手掌轻轻拍击胎宝宝，以引诱他用手推或用脚踢的回击，通过这种游戏达到胎教的目的。

* 做踢肚游戏的好处

据专家测定，经过踢肚游戏胎教法训练的胎宝宝出生后，学习站立和走路都会快些，动作也较灵敏，而且不爱啼哭，相比未经过这种胎教训练的宝宝更活泼可爱。

做这种游戏前通常需要经过一段时间的抚摸训练。

* 踢肚游戏怎么玩

1 当感觉到胎宝宝踢你的肚子时，轻轻拍打被踢的部位，然后等待第 2 次踢肚。

2 通常 1~2 分钟后胎宝宝会再踢，这时候再轻拍几下，接着停下来。

3 待宝宝再次踢肚的时候，你可以更换拍打的部位，胎宝宝会向你改变的地方去踢，但应注意改变的位置不要离胎宝宝一开始踢的地方太远。

4 这个游戏可每天进行两次，每次几分钟，最好在每晚临睡前进行，因为这时胎宝宝

的活动最多，但要记得时间不要太长，以免使得胎宝宝过于兴奋，这样你会无法安然入睡。

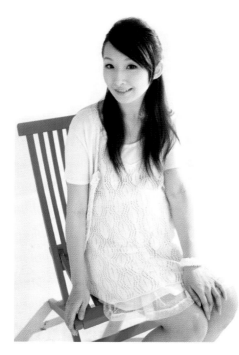

专家指导

如果觉得晕眩，不妨慢慢地坐下来并低头，或者躺下来把腿抬高，眩晕的感觉可以渐渐消失，然后再慢慢地站起来。

18 周
在子宫里伸展拳脚

大脑开始具备原始的意识

胎宝宝在本周的身长会长到 13~15 厘米，体重达到 160~198 克。

本周的胎宝宝身体比例更趋协调，下肢比上肢长，下肢各部分也都成比例，身体发育越来越完善。胎宝宝也越来越爱动，所以胎动会越来越频繁。如果这时做 B 超，可能会看到胎宝宝吮吸、踢腿、抓脐带等动作。

胎宝宝的肺也开始了正式的呼吸运动，但呼吸的都是羊水而非气体。他还会把羊水吞进消化道，形成胎便。胎便的量很少，一直到出生后才会排出身体。

胎宝宝此时的脑发育已趋于完善，大脑神经元树突形成，大脑的两个半球不断扩张，逐渐接近仍在发育的小脑，小脑的两个半球也正在形成。胎宝宝此时的大脑具备了原始的意识，但是还不具备支配动作的能力，因为中脑还没有充分地发育。另外，他的听觉能力已经发育得不错了，经常微眯着眼，倾听妈妈身体里的肠鸣声、血流声以及心跳声，或者外部人们说话的声音。

准妈妈身体出现诸多变化

在孕 18 周，准妈妈的体态明显丰满，除了乳房增大会非常迅速外，腹部也更突出，臀部渐渐浑圆起来。

由于胎动的影响，准妈妈的胃部经常有蠕动的感觉，而且很频繁。

因为胎宝宝对钙的需求逐渐增大，准妈妈可能会缺钙，出现腰酸、腿痛、手脚发麻、腿脚抽筋等不适，需要注意补充钙和维生素 D。

在这一阶段，有的准妈妈会有些新的不适感，如消化不良、伤风感冒、口干舌燥、耳鸣等。

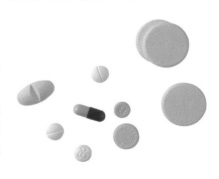

营养关注

吃什么可以宁心安神，睡眠香甜

牛奶、小米、葵花子、蜂蜜、莲子、核桃、红枣、豆类、百合等食物都具有助眠作用，准妈妈可以根据自己的喜好有选择地食用。

* 有助提高睡眠质量的饮食习惯

1 准妈妈的肠胃功能在孕期已有所下降，临睡前进食过多只会加重准妈妈的肠胃负担，带来烧心、消化不良等恶果，使准妈妈无法安眠。所以，准妈妈应该早一点吃晚饭，并且不要在睡前吃太多东西，以免引起失眠。

2 辣椒之类的辛辣食物或番茄之类的酸味食物刺激性太大，不管用什么方法烹调都可能引起烧心和消化不良，也不宜在睡前食用。

3 睡前饮水过多会使准妈妈频繁起夜，干扰睡眠，所以准妈妈在睡前的 2 小时内最好不要再喝水（白天需保证饮水量），否则容易出现失眠。

4 睡前不要喝咖啡、浓茶等容易引起兴奋的饮料，否则会让准妈妈更加难以入睡。

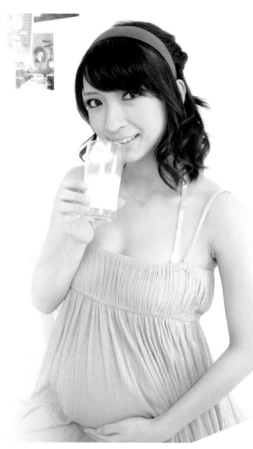

专家指导

如果准妈妈体内缺铜，神经系统的抑制过程就会失调，导致内分泌系统处于兴奋状态，从而导致失眠。乌贼、鱿鱼、蛤蜊、蚶子、虾、蟹、动物肝肾、蚕豆、豌豆和玉米都是富含铜的食物，因为缺铜而失眠的准妈妈可以根据自己的情况有选择地食用。

对付水肿的小妙招

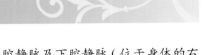

进入孕中期后，准妈妈体内的体液增多，增大的子宫压迫盆腔静脉及下腔静脉（位于身体的右侧）等大血管，体内的血液回流变慢，将多余的水分挤压到如脚踝、小腿、手指、手背等身体循环的末梢处，就造成了水肿。

＊ 准妈妈预防水肿应该注意的问题

1 充分休息。人在安静状态下心脏、肝脏、肾脏等器官的负担会减轻。准妈妈只要保持足够的休息时间，水肿自然会减轻或消失。

2 注意保暖。保暖工作做得好，准妈妈体内的血液循环畅通、气息顺畅，水分不容易积存，水肿也就不容易出现。

3 衣着宽松。太紧身的衣服会使准妈妈的血液循环不畅，从而诱发水肿。

4 保持左侧卧睡姿。左侧卧可以避免压迫准妈妈的下肢静脉，减少血液回流的阻力，有助于帮助准妈妈预防水肿。

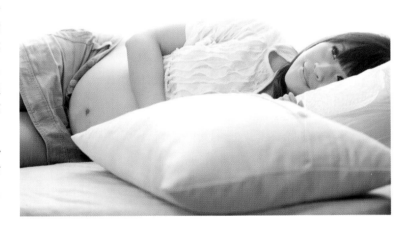

专家指导

准妈妈每天睡前（或午休时）把双腿抬高 15~20 分钟，对预防水肿有明显作用。

胎教时间

看电影《放牛班的春天》

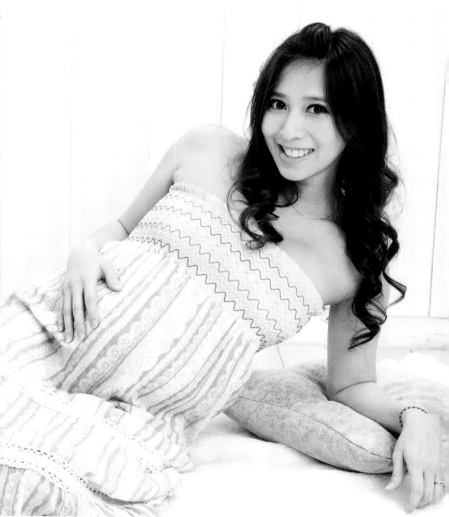

　　《放牛班的春天》是一部温暖人心的电影，孩子们窃取了马修的皮包，也偷窥了他的心灵世界，一个个跳跃的音符，一行行温暖的字迹，引得孩子们的无限遐想与猜测。音乐，一个被学校完全忽视了的名词，一种贴近人类心灵节奏的律动，再次春暖花开！他们彼此都获得了一种近于爱的理解。

　　整部电影的情感在平淡中积蓄，在最末处升华，在落幕后令你久久回味。看这部电影会让你有一股暖流久久回荡在心间，你和胎宝宝定会被那些关于爱与宽容的故事所感动。

19 周
可以听见周围的声音了

胎宝宝身上盖满了胎脂

胎宝宝的身长在本周达到13~15厘米，体重有200~240克。

进入孕19周，胎宝宝的身体表面逐渐被一层白色的脂肪覆盖，这是胎脂。胎脂是由皮脂和脱落的上皮细胞结合形成的，这说明胎宝宝的皮脂腺已经开始分泌皮脂。这层胎脂对胎宝宝有保护作用，保护他的皮肤不受羊水的浸润，使之不至于发生皴裂、硬化或擦伤。

本周胎宝宝的最大变化是感觉器官开始分区域迅速发展。到了本周末，他的味觉、嗅觉、触觉、视觉、听觉等都在大脑中占据了专门的区域。另外，他的大脑神经元之间的连通开始增加。

胎宝宝的十二指肠和大肠开始固定，具备了一定的消化功能。胃通过不断的吞咽羊水，逐渐增大，现在已经比一粒米要大些了。整个消化器官开始最初的运行。

准妈妈水肿情况加重

随着孕周的增加，准妈妈的水肿情况可能会逐渐加重，也有可能出现静脉曲张的情形。要注意适时运动，不能久坐或久站，睡觉时用枕头等垫高腿部，穿宽松柔软的鞋子，尽量让自己舒适些。

本周准妈妈的子宫和乳房都仍在不断增大，子宫现在很容易就可以摸到了，乳腺也很发达了。此时要注意，睡觉时不要压着乳房，无论是作清洁或者是性爱都不要太刺激乳房，以免引起猛烈的宫缩。

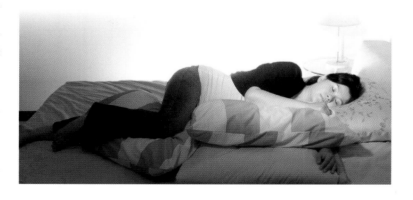

营养关注

饮食清淡，预防水肿

平时就容易水肿的准妈妈在孕期更容易出现水肿现象，所以要格外注意。要注意清淡饮食，过咸、过辣、过鲜的食物都要少吃，清淡饮食可以减少身体中液体的滞留，从而缓解水肿。因为食欲不佳而用这类食物下饭的做法是很不可取的。

另外，不要吃大量冷冻食物，冷冻食物容易影响血流速度，不利于预防水肿。还有一些难消化的食物如油炸食品，也是引起水肿的原因之一，需要少吃。

专家指导

75%的准妈妈都有孕期水肿的问题，大部分都发生在孕8~9月，有的早一些。孕期水肿主要是因为子宫增大，压迫了骨盆静脉和下腔静脉，使腿部血液回流不畅，部分液体渗透到组织中滞留引起的。

保健护理

如何预防腰酸背痛

注意生活中的相关细节，尽量减轻腰背部肌肉所受到的压力，有助于缓解孕期腰背酸痛。

1 看电视时，在沙发上腰后面垫个小靠垫，或将椅子的靠背调成120°，使自己可以微微后仰，都有助于减轻腰背部肌肉所受到的压力，帮助准妈妈预防腰背痛。

2 坐在沙发或椅子上时，将自己的双脚放在一个小矮凳上，既可以促进腿部血液循环，又可以预防腰背痛。

3 尽量避免长时间站立，稍有不适就要坐下或躺下。

4 穿着鞋跟高度在1.5~3厘米之间的低跟鞋，不要穿高跟鞋（支撑面较广的宽底高跟鞋也不宜穿）。

5 避免腰部负荷过大，不能提重物或抱小孩。

学习插花，陶冶情操

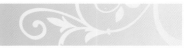

插花对准妈妈镇静心绪、培养情操很有作用。

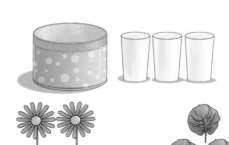

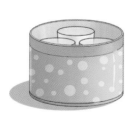

手工材料：

废弃纸筒一个（茶叶筒、饼干筒等均可），试管数支（可用玻璃杯代替），小菊花数枝，龟背叶两片（可用栀子花叶代替）。

手工步骤：

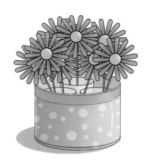

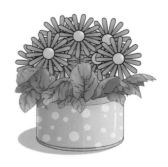

1 将装好水的试管一一放进纸筒里，装满纸筒为止。

2 将修剪好的小菊花一一插入试管中，摆出自己喜欢的造型。

3 将龟背叶插放到小菊花枝叶间，遮住纸筒口，调整到看不到试管。

专家指导

插花是一门与插花人的喜好和欣赏风格很有关系的艺术，因此你完全可以根据自己的风格来插出属于自己风格的作品。

20周
胎宝宝通过血液收到妈妈的免疫抗体

胎宝宝四肢与脊柱进入骨化阶段

胎宝宝在 20 周时，身长为 16~25 厘米，体重 250~300 克。

胎宝宝越来越好看了，嘴变小了，两眼距离更靠拢了些，只是鼻孔仍然很大，而且是朝天鼻。不过鼻尖慢慢会发育起来，并且鼻孔变得朝下，那时就会更漂亮了。

此时的子宫对不大的胎宝宝来说还比较宽敞，胎宝宝会像鱼一样在子宫里慢慢游动，嘴巴不断开合，吞咽羊水，眼珠子也不停地转来转去。而且

此时的胎宝宝能够像新生儿一样时睡时醒，他会逐渐形成自己的作息规律。

骨骼发育开始加快，他的四肢、脊柱已经进入骨化阶段，需要大量的钙帮助骨骼生长。消化道的功能在进一步完善，其腺体开始发挥作用，胃内也出现了制造黏液的细胞，肠道内的胎便也开始积聚。女宝宝已经在卵巢里产生了 600 万个卵细胞，而男宝宝的外生殖器也已有了明显特征。另

外，此时的胎宝宝大脑具备了记忆功能，这是一个很让人惊喜的变化。

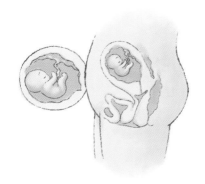

准妈妈子宫以每周 1 厘米的速度增长

子宫继续增大，腰部、腹部同胸部一样，也开始了膨胀式的增长。子宫底高度仍然在脐部以下，但从 20 周起已经以每周大约 1 厘米的速度开始

增长，过不了多久就会到脐部上方。

因为此时的胎宝宝时睡时醒，可以感觉到的胎动也时频繁时稀少。胎宝宝醒着的时候，

胎动比以往更加活跃，伸胳膊、踢腿，经常会把准妈妈的肚皮撞击得凹凸鼓动。

营养关注

选择合适的钙制剂

市场上的钙制剂品种非常丰富，准妈妈要细心选择。

1 钙元素含量是关键。不同钙制剂的差别主要在钙元素的含量上，碳酸钙的钙元素含量最高，为40%，葡萄糖酸钙的钙元素含量最低，为9%。购买时以钙元素含量高的为好。

2 别被高吸收率的广告词蒙蔽。很多钙制剂将高吸收率作为宣传点，有的自称可以达到95%。其实钙制剂的吸收率大致相同，没有很大差别，碳酸钙为39%，乳酸钙为32%，葡萄糖酸钙为32%，所以没有必要将此作为选择标准。

3 含有维生素D的复方钙制剂最利于吸收。选择这样的钙制剂不需要另外补充维生素D或鱼肝油，尤其适合冬季怀孕晒不到太阳的准妈妈。

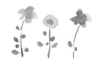

专家指导

选购时注意厂家、厂址、生产日期、保质期、批号、批准文号等细节，避免买到贝壳烧制的钙制剂，这些劣质产品受海水污染，可能含有超标的有害重金属，如铅、砷等，补钙不成，反而危害身体。

怎样补充充分的蛋白质

单独吃某种食物，人体对蛋白质的吸收利用率是有限的，如果将几种含蛋白质的食物搭配起来吃，对食物中蛋白质的吸收利用率就大大提高了。准妈妈可以将肉、蛋、奶、豆制品及含有蛋白质的主食搭配起来吃，补充蛋白质的效果会变得更棒。

通过食用大豆来补充蛋白质，选择合适的食用方式十分重要。如果通过吃干炒大豆来补充蛋白质，人体的吸收利用率将不超过50%；煮大豆的吸收率也仅为65%；制成豆浆后饮用，人体对其中的蛋白质的消化率则高达95%左右。因此，制豆浆不失为准妈妈补充蛋白质的一个既方便又有效的途径，准妈妈可以每天喝一杯豆浆。

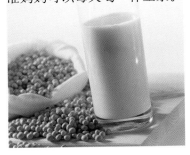

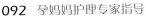

学会测量宫底高

宫底高就是下腹耻骨联合处至子宫底部的长度。随着妊娠月份的增加，子宫底会逐渐向上增高，它和胎宝宝在子宫内的生长发育情况密切相关，可以推算出胎宝宝的体重等各项发育指数。

具体测量方法如下：

1 排空小便，平卧或半卧于床上。

2 用一根皮尺测量从耻骨联合（通俗地来说，就是阴毛覆盖区域的那部分骨头）上缘处中点至宫底的距离。

＊宫底高的变化规律

孕 16~36 周，宫底高平均每周增加 0.8~0.9 厘米；36 周后减慢，每周增加 0.4~0.5 厘米。你可以对照下表来查看各孕周时宫底的大概位置，以随时了解和监测自己的宫底高是否处于正常范围。

孕周	宫底位置	孕周	宫底位置
12 周	在耻骨联合上缘以上 2~3 横指	28 周	在肚脐以上约 3 横指
16 周	位于耻骨联合上缘和肚脐之间	32 周	约在肚脐与胸骨下端剑突之间
20 周	在肚脐下约 1 横指	36 周	宫底最高，其中央部位在胸骨剑突下 2 横指
24 周	在肚脐上约 1 横指	40 周	胎头下降到骨盆，宫底恢复到孕 32 周时的高度

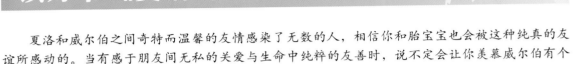

读好书《夏洛的网》

　　夏洛和威尔伯之间奇特而温馨的友情感染了无数的人，相信你和胎宝宝也会被这种纯真的友谊所感动的。当有感于朋友间无私的关爱与生命中纯粹的友善时，说不定会让你羡慕威尔伯有个夏洛，夏洛有个威尔伯呢。

★ 图书内容简介

　　《夏洛的网》是一个诞生于 50 多年前的经典童话，作者 E.B. 怀特 (1899 - 1985) 生于纽约蒙特弗农，毕业于康奈尔大学。多年来他为《纽约人》杂志担任专职撰稿人。怀特是一位颇有造诣的散文家、幽默作家、诗人和讽刺作家。

　　在朱克曼家的谷仓里，住着一群小动物，其中有一只蜘蛛名叫夏洛，还有一头名叫威尔伯的猪，正是在这个谷仓里，这只蜘蛛和这头猪建立了真挚的友情。

　　然而，威尔伯未来的命运却是成为熏肉火腿，作为一只猪，他只能悲痛绝望地接受这种命运。好朋友夏洛却坚信她能救小猪，她吐出一根根丝在猪栏上织出了被人类视为奇迹的网上文字，这让威尔伯在集市上赢得了特别奖和一个安享天年的未来。小猪得救了，但夏洛的生命却走到了尽头。

　　没有威尔伯，夏洛的网就不会那么独一无二的完美；没有夏洛，威尔伯永远也不会闪光。友谊的意义及价值也就在这里。

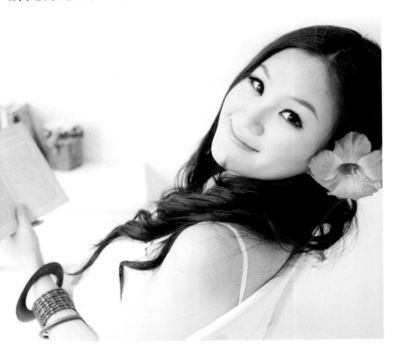

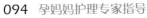

腹形是不是真的跟胎宝宝性别有关

　　传统认为，不同的腹形代表不同的胎宝宝性别，但这种说法没有科学依据。可以说胎宝宝的性别不会表现在腹形上。

高龄准妈妈要不要做羊膜穿刺

　　羊膜穿刺是目前最常用的一种产前诊断技术，以下这些准妈妈最好做羊膜穿刺。

　　1. 年龄在 34 岁以上的准妈妈。

　　2. 本人或直系亲属曾生育先天缺陷儿者。

　　3. 母血筛查唐氏综合征结果异常者。

　　4. 家族中有遗传性疾病者。

　　5. 本人或配偶有遗传性疾病者。

　　6. 本人或配偶有染色体异常者。

　　7. 本次怀孕疑似有染色体异常者。

　　8. 习惯性流产者。

　　所以，高龄准妈妈需要做羊膜穿刺。

　　如果准妈妈需要做羊膜穿刺术，最好在孕 16~18 周时进行，这个时期的羊水量等指标比较方便检查。

　　做完羊膜穿刺术当天不要洗澡，还要好好休息 2~3 天。检查结果一般会在 2 周左右出来，但医院不同，时间可能也不一样。

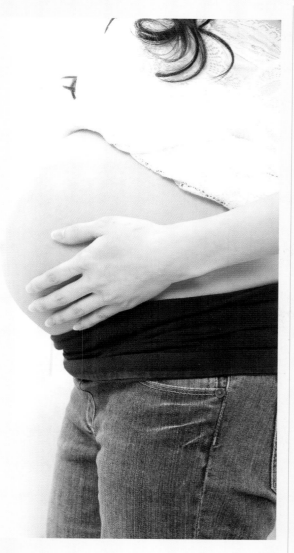

21 周
躲在子宫里聆听

胎宝宝五官已经清晰了

胎宝宝现在的体重达到300~350克，身长也有16~18厘米了。

胎宝宝身体的基本构造进入最后完成阶段，从外观上看，鼻子、眼睛、眉毛、耳朵、嘴巴都各归各位，形状已经完整，整个身体看上去也非常协调。胎宝宝的脑部发育仍然很快速，大脑褶皱出现，小脑后叶发育，出现海马沟。

胎宝宝在时刻注意着外界的声音，外界比较突然的大的声音如关门时发出的巨响、瓷碗打碎的声音、夫妻之间的争吵和刺耳的电话铃声等，都可能会惊醒睡眠中的胎宝宝，并使他作出较大的反应。准妈妈要注意不要让这类声音打扰他。

准妈妈汗液和油脂分泌变得旺盛

准妈妈现在的体重已经增加了4~6千克，肚子增大，已经分不出哪里是腰，哪里是肚子了。子宫不断增大，逐渐压迫到肺部，因此准妈妈觉得呼吸变得急促起来，尤其是在快速走路或上楼梯的时候，过不了多久就会气喘吁吁了。

准妈妈此时的汗液和油脂分泌比较旺盛，脸上、身上经常汗津津、油汪汪的，有的准妈妈脸上会长出少量痤疮，这些痤疮一般在分娩后就会自行消失不见。所以，长了痤疮也不要擅自使用消痤疮作用的洗面奶、药膏等，其中的成分是否会影响胎宝宝很难判定。

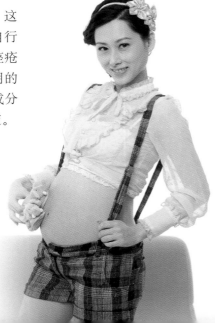

营养关注

食欲大开，加强营养

这一时期，很多准妈妈都会觉得胃口大开，很容易就饿了，这是正常现象，是加强营养的好时机。

建议准妈妈们一天吃上五六顿，早餐与中餐之间可以吃些水果、饼干等，中餐与晚餐之间、晚餐之后睡觉之前都应适当吃些东西，但切忌每顿饭都吃得太撑，八分饱即可。

虽然进餐次数增加，但总量最好能够控制在与平时三餐的总量持平，米、面等主食一般一天吃250克就够了，若还感觉饿，可以再吃些水果、蔬菜等。

✱ 避免营养过剩

准妈妈不必刻意控制饮食，但也不能太放纵自己，胡吃海塞。孕期吃得太好，大量进补，除了会导致胎宝宝巨大、准妈妈肥胖，引起妊娠高血压、妊娠糖尿病等常见的妊娠并发症，还容易诱发或加重胰腺炎。

避免孕期营养过剩要注意三点：

1 避免吃得过于油腻，含脂肪多的动物脂肪要少吃，奶油、黄油等也不能经常吃。如果已经肥胖，喝鸡汤、骨头汤等时还需要将上面的油汤撇除。

2 避免糖摄入过量，过量糖进入身体消耗不完仍然会转化为脂肪存留在体内，导致准妈妈或胎宝宝肥胖。

3 零食不能无节制地吃，饿了吃，不饿千万不要为了口腹之欲而随心所欲地吃。

多吃富含铁的食物，帮助补血

怀孕期间，准妈妈的血容量可以增加1300毫升左右。铁元素是构成血液中红细胞的主要原料，所以孕期对铁的需求量非常大，需要及时补铁，尤其是孕中期以后。

补铁有两种方法，食物和铁剂。补充铁制剂最好是遵医嘱，食补也是很必要的补充方法。含铁的食物有：小麦、黄豆、绿豆、蘑菇、木耳、瘦肉、鸡蛋、动物肝脏、动物血、黑芝麻、花生、绿叶蔬菜、紫菜等。

专家指导

为促进铁的吸收利用率，在补充铁时，要注意摄入充足的叶酸和维生素 B_{12}、维生素 C，具体的剂量可以向医生咨询。医生也可能建议服用维生素、铁剂和叶酸的复合制剂。

保健护理

做产检时顺便检查乳腺

怀孕后，激素水平变化会导致乳腺增生、肿胀、分泌液体，这些一般都是正常现象。另外，怀孕后原本有副乳腺的准妈妈副乳腺还会增大，而原本没有的也可能增生，有的一侧增生，有的两侧都有，也都是正常的。

需要引起注意的是，激素水平变化也会导致一些疾病，如乳腺炎或乳腺癌，孕期是这类疾病的一个高发期。但其症状容易被视为正常妊娠反应而忽视，所以建议准妈妈在怀孕期间至少作一次乳腺检查，如果有异常可以及时清除。

乳腺检查不在正常的产检项目内，准妈妈可以在做产检时另外挂一个号，现在检查乳腺一般都是超声波，不会对胎宝宝造成不良影响。

轻微的乳腺增生，但不觉得疼痛，可以不用处理，在哺乳后可以自行减轻甚至痊愈。但感觉疼痛就一定要治疗了。

专家指导

经常按摩和热敷乳房可以促进乳汁分泌，但是不建议在孕期为了这个目的频繁做按摩或热敷，以免引起子宫收缩。

坚持锻炼骨盆底肌肉

紧闭并提拉阴道和肛门，感觉到收紧的那部分肌肉就是骨盆底肌肉。怀孕期间准妈妈的盆底肌肉的力量很可能被削弱，因此加强这些肌肉的力量，有助于防止漏尿，减轻便秘，还对顺利分娩及提高日后性生活的质量有一定帮助。

找一个让自己舒服的姿势，收紧骨盆底肌肉，数8~10秒，放松几秒，然后再收紧，就这样反复重复同样的动作。注意保持身体其他部位的放松，不要收紧腹部、大腿和臀部。可以将手放在肚子上，帮自己确认腹部肌肉是否处于放松状态。

刚开始不要急于做太多，随着肌肉弹性的不断增强，可以逐渐增加每天练习的次数。

锻炼骨盆底肌肉不需要借助任何道具，也没有大的肢体动作，练习起来非常方便，可以随时随地进行，如早晨醒来时、坐车时、工作中或看电视时。

双胞胎准妈妈要注意什么

怀了双胞胎，当然是意外之喜，不过，高兴之余，可得多加注意自己的身体。

* 营养：防止贫血

怀有双胞胎的准妈妈，各种营养需求都会增大，尤其是铁，往往在早期容易出现贫血。一定要及时补充瘦肉、蛋、奶、鱼、动物肝脏及蔬菜水果，还应每日适当补充铁剂、叶酸等。

* 休息

双胎妊娠的子宫比单胎明显增大，且增速较快，6个月以后增速更快，大大增加了身体负担，各种孕期不适也更加明显，所以准妈妈一定要特别注意避免劳累，多卧床休息。

* 提前住院待产

由于双胎导致子宫过度膨大，往往难以维持到足月而提前分娩，所以准妈妈需要提前住院待产，以保证顺利分娩。

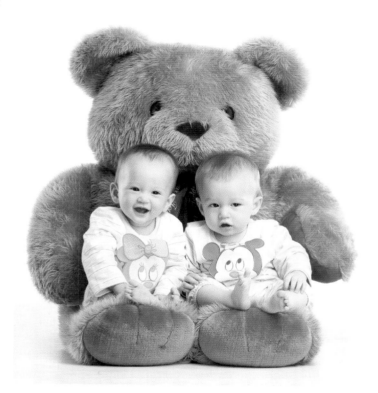

专家指导

双胎儿出生体重往往不足2500克，与早产儿相似，适应能力和抗病能力均较差，出生后要尽量减少与他人的接触，避免感染性疾病的发生。喂奶时，先让体重轻的宝宝吃饱母乳，壮点的可以吃母乳的同时喝配方乳，体重相当时可以轮流吃饱母乳，不足的用配方奶补足。

动动脑：火柴棒正方形

在尝试火柴棒算式后，今天再和胎宝宝用火柴棒摆摆正方形吧。在摆的过程中，你还可以把正方形的轮廓传输给胎宝宝，和胎宝宝一起动脑筋，构建空间感。

用16根火柴棒摆成的四个相等的正方形(如图)，拿掉1根，还是可以摆出四个正方形；然后拿掉2根，仍然可以摆出四个正方形，试试看吧！

拿掉2根火柴棒时，可以让第二个正方形的一条边和第三个正方形的一条边做第三个和第四个正方形的公共边，如图：

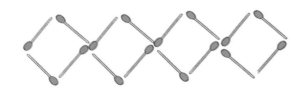

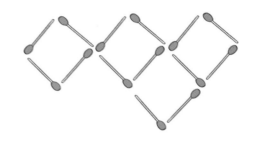

减少1根火柴棒，第四个正方形少了一条边，可以让第三个正方形的一条边做两个正方形的公用边，如图：

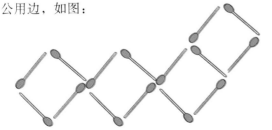

此外，还有其他的摆法，你试试看吧！

小贴士

你可以把紧急时需要打的电话号码和住所位置等资料，做成一览表贴在电话机旁或者显眼的地方，让自己在遇到紧急情况时不至于惊慌失措。

22 周
皮肤又皱又红

胎宝宝生殖系统逐渐发育

在本周，胎宝宝的身体虽然已经比例协调，但是因为脂肪较少，只占到全身重量的1%，皮下脂肪也很薄，全身皮肤红而多皱，所以整个身体像一个小老头。只有等胎宝宝的体重上升到一定程度，皮下脂肪才会将皮肤绷紧，让胎宝宝呈现出圆润光滑的可爱模样。

另外，虽然真正出牙要等到出生后6~7个月时，但长牙的准备已经作好，恒牙牙胚也逐渐发育，牙尖出现在了牙龈内。胎宝宝的生殖系统逐渐发育，男宝宝的精子初步形成，女宝宝的阴道中间形成中空。还有，胎宝宝的内脏器官一直都在井然有序的工作中不断完善着，一切都很完美。一个担任着内分泌和外分泌双重责任的重要腺体——胰腺也正在稳步的发育中。

现在的胎宝宝体重有350~400克了，身长达到了19~22厘米。

准妈妈有了十足的孕妇相

进入孕6月后，准妈妈的体重增长开始迅速，增加量比较明显，每周大约增加350克。腹部也明显地突出，从外观上看，已经是十足的孕妇相。子宫进一步增大上升，子宫底逐渐升高，在以后的一段时间内将经历一个从脐下到与肚脐平，逐渐超越脐带，到达脐带上部的过程。

这些变化在外人眼里看来有些大，但准妈妈自身感觉可能不明显，有的准妈妈行动略嫌笨拙些，有的准妈妈仍一如既往，非常灵敏。如果感觉良好，完全不用刻意保养。

本周进入了"胎动期"，胎动变得规律起来，肢体活动增加，而且很有力，动作也都是大幅度的。腹壁较薄的准妈妈经常可以看到腹部的凹凸变化，那是胎宝宝踢腿、伸胳膊或跳跃时碰触腹壁导致的。

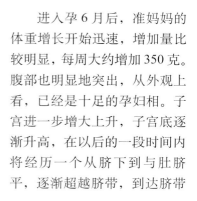
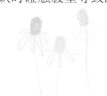

几道帮助补血的美食

＊ 固胎八珍鸡

原料： 母鸡500克，猪肉(瘦)250克，党参、茯苓各9克，甘草5克，熟地黄、当归、白芍、白术、杜仲各6克，大葱、姜各适量。

调料： 盐、料酒各适量。

做法：

1. 将党参（或人参3克）、茯苓、甘草、熟地黄、当归、白芍、白术、杜仲以上8种药配齐，洗净，放入干净纱布袋内，扎口。

2. 母鸡宰杀治净，放沸水中烫2分钟，捞出，沥水；洗净猪肉，切块。

3. 将鸡、猪肉、药袋共放入大沙锅中，加清水，先旺火烧开，加葱（切段）、姜（切块）、盐、料酒，再以小火慢炖1小时，起锅即成。

＊ 香菇蒸枣

原料： 水发香菇20克，大枣10枚，鸡肉（或猪瘦肉）150克，姜末、葱末各适量。

调料： 盐、料酒、白糖各适量。

做法：

1. 将水发香菇、大枣、鸡肉（或猪瘦肉）洗净，切条。

2. 将以上原料放入碗中，加葱末，姜末、盐、料酒、白糖，隔水蒸熟即可。

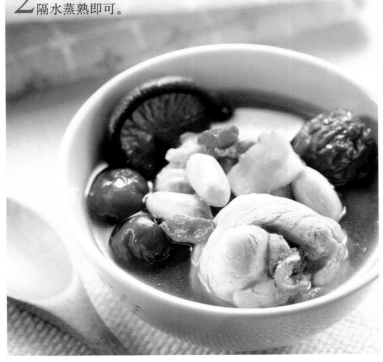

妊娠期穿衣要宽大、舒适

准妈妈的衣着选择也很讲究，款式宜宽大、松软，切不可穿紧身衣裤。随着月份的增大，准妈妈要有意识地换大的胸衣、内裤和宽松的衣服。

衣物应该是纯棉制品和丝织品，不要选用化纤制品。因为孕期易出汗，化纤制品透气性以及吸湿性均差，对健康不利。另外，还需要提醒的是，如果乳罩选用化纤制品，化学纤维有可能会进入乳腺导管，在哺乳时又会被孩子吸吮进体内，对宝宝的健康很不利。

专家指导

孕期衣服的颜色以白、淡黄和其他浅色系的为主。

准妈妈洗澡应注意安全

准妈妈肚子大了，行动不便，洗澡时有必要做好安全措施：

1 为安全起见，卫生间的地板上最好铺上防滑垫，以防地板湿滑，让准妈妈摔倒，发生意外。

2 洗澡时卫生间的门不要上锁，关上即可，方便不适或发生意外时，有人可以顺利进来帮忙。

3 淋浴间确保空气流通正常，最好在洗澡时也保留一个通气孔畅通，以免缺氧引起不适。

4 带一个凳子进淋浴间，这样在感觉劳累或者头晕目眩的时候，可以坐下来休息或者干脆坐在凳子上洗澡。

5 将电话线接入淋浴间，装一个分机，万一家中无人，在洗澡发生意外时，可以及时拨打电话求助。

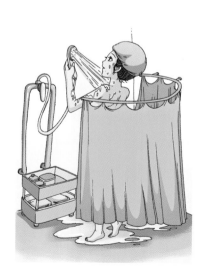

胎教时间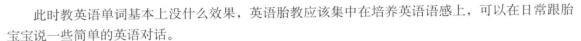

用英语和胎宝宝交流

此时教英语单词基本上没什么效果，英语胎教应该集中在培养英语语感上，可以在日常跟胎宝宝说一些简单的英语对话。

"It is a nice day,let us go to the park."

"Good, better, best,Never let it rest.Until good is better,And better is best."

看电视时，准妈妈也可以适当看一些英语类的节目和电影、电视剧，跟着它们来熟悉英语的语言环境。

准爸爸要多和胎宝宝说话

当你为即将做爸爸而欣喜的时候，切莫忘了胎教的责任。有关研究表明，胎宝宝在子宫内最适宜听男性中、低频调的说话声音，如果准爸爸坚持每天对宫内的胎宝宝讲话，能唤起胎宝宝最积极的反应，对胎宝宝出生后的智力及情绪的稳定大有裨益。

跟胎宝宝说话的时候，要注意准确地给他传达事物信息，比如关于颜色、形状、天气等，详细的信息更有利于引起胎宝宝的兴趣，提升胎教效果。

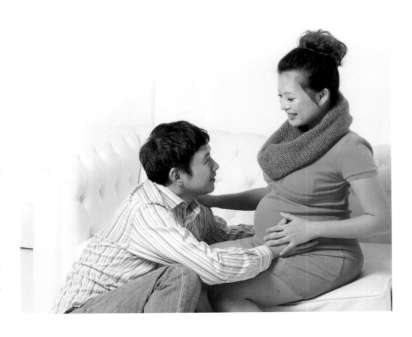

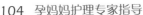

23周
胎宝宝视网膜形成

胎宝宝有了微弱的视力

胎宝宝的皮下脂肪仍然不多，还是比较薄弱，皮肤呈现半透明，透过皮肤可以清晰地看到毛细血管，血管的红色使整个身体都呈现出红色。另外，他肺部的血管也正在形成，呼吸系统正在快速建立，呼吸能力在不断的吞咽锻炼中进一步增强。

胎宝宝的视觉能力也在进步，视网膜逐渐形成，具有了微弱的视力，可以模糊地看见东西。

现在胎宝宝的心跳每分钟有120~160次，非常有力，如果准妈妈的腹壁较薄，直接将耳朵紧紧贴着腹部，就可以比较清晰地听到胎心搏动。

在本周胎宝宝的体重多数达到了400克，身长倒是没有多大变化，仍然在19~22厘米之间。

准妈妈子宫增大明显

在孕23周的时候，准妈妈子宫底的高度将近脐上2指，体重增加了5~7千克，比以前胖了许多。

准妈妈子宫增大，将胃肠向上推移，使胃肠蠕动速度降低，从而使胃的排空变慢，所以准妈妈常有上腹饱足感和胃灼热。子宫增大还导致心率加快，准妈妈有时候会感觉心慌气短。

在孕中、后期，准妈妈可能经常会感觉皮肤干燥，伴有一阵阵的瘙痒感，不抓不快。这是激素在起作用，抓挠解决不了问题，所以还是不要用力搔抓，以免抓破感染，可以咨询医生，外用一些止痒的药物。

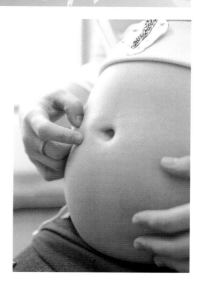

营养关注

避免蔬菜中的营养素流失

蔬菜的营养价值一般都是新鲜时最高，随着保存时间的延长而降低，因此每次采购不要太多。如果采购不方便，可以放在冰箱中保鲜保存，保鲜温度设在5℃左右，营养损失率会小一些。

清洗蔬菜时，不要长时间浸泡，也不要切了再洗，那样会使其中的水溶性维生素大量流失，正确的做法是洗后再切。洗后的蔬菜应立即烹调，长时间放置也会有部分营养流失。

可以生吃的蔬菜就生吃，需要烹调的，炒至断生即可，不需要长时间炖煮，尤其是绿叶蔬菜更不适宜。做好的蔬菜类食品，要尽快吃，静置会使维生素流失过半。

极想吃某种食物时，可以适当满足自己

孕期准妈妈的口味喜好会发生很大变化，这可以理解为胎宝宝的要求。准妈妈强烈嗜食某种食物，说明身体里缺乏这种食物可以提供的某种营养素，比如有的素食准妈妈怀孕后特别喜欢吃肉，就表示缺乏肉中的营养素。

因此，想吃什么就吃点什么，不需要太克制，只是不要吃过量。注意，如果你产生较为怪异的口味喜好，比如吃纸，可能是严重缺乏某种营养素的表现，需要到医院化验营养，看看缺乏什么，以便及时补充。

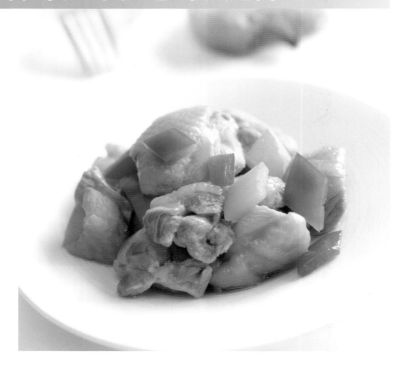

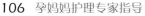

保健护理

准妈妈可以进行游泳锻炼

游泳能够给准妈妈带来很多好处：

1 改善心肺功能，增加身体的柔韧性，增强体力，促进准妈妈的血液循环，有利于为胎宝宝输送营养物质。

2 游泳时感觉不到重力，对缓解背部疼痛、减轻水肿都有帮助。

3 水流对腹部的和缓按摩也会传导给胎宝宝，让胎宝宝产生愉悦感。

4 游泳能消耗热量，减少疲惫，有助于睡眠，受伤的危险性也很小。

喜欢游泳的准妈妈，在孕中期就可以很好地享受游泳了。以前没有游过泳的准妈妈，也可以在咨询医生后去进行游泳锻炼。

建议准妈妈每周游泳 1~2 次，每次 500 米左右，并且要注意水的卫生。水温要控制在 29℃ ~31℃ 之间，游泳时间最好在上午 10 点到下午 2 点之间。在游泳前和游泳后，注意充分补充水分。

专家指导

游泳时最好有家人陪护，一方面起到心理安慰的作用，另一方面，如果万一发生意外，家人能立即采取措施。

做家务尽量避免弯腰

准妈妈做简单家务时，应保持背部挺直，扫地、铺床等需要弯腰进行的事情可以交由准爸爸做。洗衣服、洗菜时最好将水盆放在与腰差不多高的凳子或平台上，站着进行。

拾取掉在地上的东西时，也应该注意不要压迫到自己的腹部：先弯曲膝盖慢慢蹲下，把身体移到靠近东西的地方，用手捡起来，再挺起膝盖，慢慢地站起来。

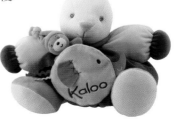

提前采购宝宝用品

现在虽然离宝宝出生还有一段时间，但准妈妈可以及早准备，列一个宝宝需要物品的清单，开始购物，以免日后还要挺着大肚子四处奔波购物。

＊宝宝需要物品清单

类别	物品	注意事项
居家用品	床	建议选木质的。不要选摇篮，对宝宝的成长不利
	被褥	商店有卖宝宝专用的成套床上用品的，注意枕头不要太高
	童车	可以购买较好的二手车，比较省钱
	背带	非必需品，可根据个人需要采购
	抱被	新生儿冬天用
	抱袋	还可当新生宝宝的睡袋
衣物用品	尿布	新生儿要用最小码的，且要买柔软的
	纸尿裤	晚上用，这样不会打扰宝宝的睡眠
	隔尿垫	垫在宝宝身下，防止尿湿褥子。建议买2~3个，便于替换
	衣服	2~3套就够了，宝宝长得很快，衣服可以现买
	袜子	要买弹性好、宽松的
	帽子	夏天用太阳帽，冬天用柔软棉毛的，各1顶即可
洗护用品	柔湿巾	宝宝专用型(便捷装)，随时随地清洁手部、面部污渍
	浴巾	1条，选择纯棉、吸水力强的
	小毛巾	2条，给宝宝擦拭时使用，选择柔软舒适的
	宝宝浴盆	1个，还可以根据个人需要选购浴床、浴网
	水温计	清晰显示沐浴适宜水温度
	香皂	选择新生儿专用香皂
	沐浴露	选择新生儿儿专用产品
	洗发水	选择新生儿儿专用产品
	润肤油	洗澡后按摩使用，还可清洁头垢
	护臀霜	洗后必备，舒缓皮肤不适，防止尿布疹和湿疹等
	爽身粉	保持皮肤干爽，预防糜烂、尿布疹等
	润肤乳液	补充肌肤水分，防止干裂

类别	物品	注意事项
哺乳用品	奶瓶	必备 1 个，方便存储母乳或给宝宝喂水
	奶嘴	应首先使用 S 号或 0~6 个月适用的
	奶瓶消毒锅、消毒钳	给奶瓶、奶嘴消毒
	奶瓶保温桶	适用于外出时哺乳
	温奶器	快速温热奶、食品
	奶瓶、奶嘴清洁用品	清洗奶瓶、奶嘴专用
	奶粉盒	存储奶粉，外出携带方便

专家指导

购买时不必求全、求多，将月子里需用的物品买齐就行。你和宝宝的需求是不断变化的，而且宝宝出生后生长迅速，小号的东西很快就用不上了，季节也会更替，所以不要过于着急。

胎教时间

用闪光卡片和胎宝宝交流

闪光卡片就是写有彩色胎教信息的卡片，包括图形、英文字母、汉字、数字、算式等。这样的卡片是与胎宝宝交流时的好道具，能帮助准妈妈和胎宝宝进行想象。

拿起准备好的卡片，集中注意力凝视其形状和颜色，给胎宝宝描绘由此联想起来的事物，如：

1像"竖起来的铅笔"、"一根电线杆"、"食指"。

在一个苹果旁边再放一个苹果，就变成两个苹果，用算式表示就得出"1+1 = 2"这个式子，同时讲："这里有一个苹果，我再从筐子里拿一个摆在这，现在变成几个了？"

专家指导

在进行胎教时，准妈妈的注意力要集中在眼前的事情上，和胎儿一起思考，代替胎儿回答问题，这样才能真正地起到胎教效果。

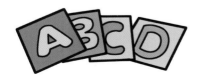

24周
胎宝宝大脑开始有意识了

胎宝宝大脑发育进入成熟期

胎宝宝在本周体重和身长增加较多，占据了准妈妈子宫内越来越多的空间，但是看上去仍然显瘦，皮肤表面的小皱纹还是很多。胎宝宝肺部血管更加丰富，而负责分泌表面活性剂的肺部细胞也在形成，呼吸功能越来越完善。这时候，胎宝宝会咳嗽了，准妈妈感觉到的咳嗽的动静就像敲打一样。

胎宝宝的大脑发育进入了成熟期，大脑内部数百万神经正在发育，数目已经接近成人，并且连接成形。神经鞘也已逐

渐形成，神经有了保护。因而大脑功能也有了进一步发育，逐渐对各种感官传递过来的信号都有了意识，能够区别苦味、甜味，对听觉、视觉系统接收到的信号都有感受。

此时胎宝宝的动作形式并没有多少变化，手仍然喜欢抓脐带、触摸四周，当手漂浮到嘴边的时候，就会含住吮吸一会儿。无论外貌还是举止都已经非常像新生儿了。

本周胎宝宝的体重将达到500~550克，身长达到25~30厘米。

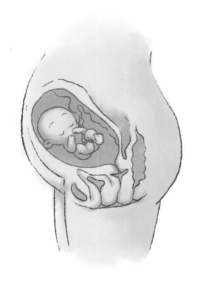

准妈妈身体越来越沉重

准妈妈的腹围更大了，身体越来越沉重，脸上的妊娠斑可能更加明显，面积增大，而腹部的妊娠纹更深刻，颜色也

有加重。另外，此时的准妈妈还会有眼睛发干、畏光的现象，这是正常现象，不必担心。

胎宝宝的大脑有了意识，

准妈妈可以多给他一些锻炼，各种胎教都要坚持不懈地进行，以便促进他大脑的快速发育。

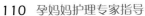

营养关注

准妈妈多吃鱼，胎宝宝更聪明

鱼肉含丰富蛋白质，还含有两种不饱和脂肪酸，即22碳六烯酸（DHA）和20碳五烯酸（EPA），这两种不饱和脂肪酸对大脑发育非常有好处。

DHA和EPA在鱼油中的含量要高于鱼肉，而鱼油又相对集中在鱼头内，适量吃鱼头有益于宝宝大脑的分区发育。

一般情况下，每周吃1次鱼，每次350克左右即可满足胎宝宝的营养需求。准妈妈可以根据自己的饮食结构将鱼合理地安排到自己的食谱当中。

可以常吃的鱼有：带鱼、平鱼、黄花鱼等体积小的深海鱼，以及鲫鱼、鲤鱼、鲢鱼等淡水鱼。

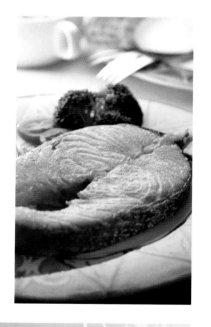

专家指导

鱼和豆腐搭配可以使两者的氨基酸互补，还可以使钙的吸收率提高20多倍，做鱼时放入醋，可以促进钙、磷的吸收。

多吃润肠通便的食物

随着怀孕月份的增长，直肠受到子宫挤压，准妈妈发生便秘的概率增大。准妈妈要注意进食不要过精，多吃富含膳食纤维的食物，包括各种杂粮和薯类食品以及水果和绿叶菜等。

适当多吃一些富含膳食纤维的食物，可以促进肠道蠕动，缓解便秘，如香蕉、海带、白菜、白萝卜、洋葱、芹菜、菠菜、木耳、红薯、玉米、糙米、燕麦、蜂蜜、酸奶、杏仁等。

喝些酸奶。酸奶含有新鲜牛奶的全部营养，其中的乳酸、醋酸等有机酸，能刺激胃液分泌，抑制有害菌生长，清理肠道，缓解便秘。

多喝水，每天至少要喝6~8杯水。每天在固定的时间里饮水，大口大口地饮（不是暴饮），使水尽快到达结肠，让粪便变得松软，容易排出。

要有规律的饮食习惯，饮食规律促进排便规律。

保健护理

警惕胎动异常

胎宝宝只有受到不当刺激，才会出现胎动异常，所以胎动异常重在预防。

异常胎动	原因	对策
突然减少	准妈妈发烧，胎盘血液供应不足	多喝水，多吃新鲜蔬菜和水果；少去人多、空气污浊的地方；保持室内空气流通，注意休息，避免感冒
突然加快	准妈妈受到严重外力撞击	减少大运动量的活动；少去人多拥挤的地方，以免被撞到
突然加剧后又很快停止	准妈妈有高血压或胎宝宝脐带绕颈、打结引起缺氧	高血压准妈妈要定期去医院作检查；放松心情，避免紧张；感觉不良时及时就诊

专家指导

数胎动是判断胎宝宝安全与否的一种非常简便而且直观的手段，胎动正常就表示胎宝宝在子宫内愉快地生活着，而胎动过快、过少，均应引起注意，及时上医院就诊。

防治妊娠瘙痒症

妊娠瘙痒症又叫"妊娠期肝内胆汁淤积症"、"妊娠特发性黄疸"，多发生于孕中、晚期。它影响胎盘血流量，准妈妈与胎宝宝之间的物质交换和氧的供应也会受到影响，严重危害胎宝宝的安全。

妊娠瘙痒症会出现黄疸、红色丘疹、风团块、红斑和水疱等，少数患者会乏力、腹泻、腹胀。如果你出现了这些警示信号，应该及时就诊，以免病情继续发展。

准妈妈可以采取一些措施来积极预防妊娠瘙痒症，如采用防瘙痒的办法远离皮肤发痒，当皮肤出现瘙痒时可用毛巾热敷后涂抹一些炉甘石洗剂，并认真记录胎动，密切监测胎宝宝的情况，一旦出现异常，要及时采取相应的救治措施。

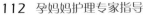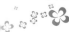

做手工，缝制一件宝宝的小衣裳

　　手工不但有益于陶冶准妈妈的情操，愉悦心情，同时还能使准妈妈为宝宝的出生作好准备。汇聚准妈妈无尽爱意的小枕头、小帽子、小衣裳等，将成为宝宝来到人世间一份不错的礼物。

　　准妈妈可以用舒适柔软的衣料，给宝宝做一些简单、易穿脱的衣服，不仅可爱，而且也能有效地进行手工胎教，精细的手工活动能令胎宝宝将来动作更灵活。

　　适合刚出生的小婴儿的衣服以和尚服为佳，准备一块绒布和 20 厘米长的带子 4 根即可，可以购买相关的 DIY 书籍照着裁剪，也可以参考以下步骤：

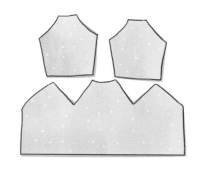

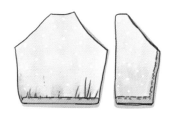

1 画出纸样。

衣身：

袖子：

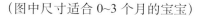

（图中尺寸适合 0~3 个月的宝宝）

2 按纸样裁剪绒布，得到两片袖子，一个衣身。裁剪衣身时，布料应对折后再裁剪，袖口和衣边内折 1.5 厘米后缝边。

3 在衣身图示位置分别缝上 4 条带子，将袖子上在衣身上即可。

专家连线

做音乐胎教时都有什么需要注意的

运用正确的胎教方法，胎教是有益无害的，给胎宝宝进行音乐胎教时需要注意的是：

1. 不要让胎儿听正常人都无法忍受的音量。

2. 音乐以舒缓的轻音乐为佳，不要太悲壮、激烈、亢奋，更不要一段轻缓的旋律后突然出现一段高亢旋律，这可能惊吓到胎儿，甚至造成日后宝宝自闭。

3. 进行胎教时不要直接把录音机或胎教传声器放在肚皮上，这样可能造成宝宝听力损害。

4. 在固定的时间给胎宝宝听音乐，最好是在每天的空闲时候，如下班后、睡觉前，要坚持不懈。

5. 听音乐前可以轻轻地拍或按压几下肚皮，唤醒胎宝宝。

不要在吵闹的环境中生活，噪声的恶性刺激会导致宝宝日后头晕、头痛、失眠、多梦、乏力、记忆力减退、注意力不集中。

发生小腿抽筋时怎么办

如果出现了小腿抽筋症状，准妈妈要尽量保持镇定，不要惊慌，及时抓住身边可以依附的东西，慢慢向前走几步，让肌肉放松、活动开。或者坐到椅子上，用同侧的手臂轻轻揉揉小腿，放松肌肉。

在平时，准妈妈在活动时要注意度，活动量和活动幅度不能大，活动前先热身，活动后做放松，不要随便应付。活动场所最好有手扶的栏杆或可以随时坐下来的凳子或椅子，以防腿抽筋时摔倒。

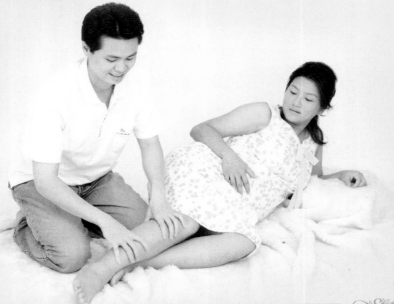

25 周
大脑发育进入高峰期

胎宝宝大脑发育又进入一个高峰

在本周，胎宝宝的大脑发育进入又一个高峰期，在接下来的4周时间里，他的脑沟、脑回逐渐增多，脑皮质面积也逐渐增大，几乎接近成人脑。因此，胎宝宝的意识越来越清晰，对外界刺激也越来越敏感，准妈妈的任何动静都有可能引起他的反应，此时做胎教能得到比较明显的回应。另外，胎宝宝的运动能力更强了，因而准妈妈能感觉到的明显胎动次数明显增加。

胎宝宝的身体发育速度仍然很快，皮下脂肪虽然还是不多，但整个身体却显得饱满多了。子宫里的空间较前段时间已经有些小了，但整体上来讲还不影响他的活动，他仍可以伸胳膊、踢腿、翻身或者滚动。另外，现在胎宝宝头发的质地和颜色有所显现，不再像以前一样完全没有特色。

在孕25周，胎宝宝的体重可以达到600~700克，身长则有30~34厘米了。

准妈妈出现脱发症状

在孕7月，准妈妈的身体仍有一些让人不那么愉快的状况，妊娠纹、妊娠斑加重，腹部沉重，皮肤瘙痒不期而至，腰腿痛也渐露苗头，小腿有时会抽筋，也有可能出现静脉曲张，行动笨拙。

这些变化都是正常的，是每一个准妈妈都会经历的，不要担心，也不要烦躁，尽量调整出平和、愉快的心态应对这些变化。

需要引起注意的是脱发问题，如果只是少量脱发，可以不必在意，如果大量脱发，可能是因为贫血或营养不足引起的，要给予足够的重视，及时检查治疗。

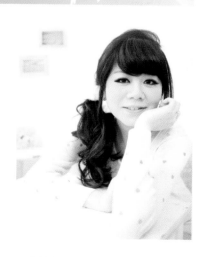

吃一些对发质有益的食物

怀孕后许多准妈妈的头发都会变得更浓密，长头发的变化会更明显，此时是保养头发、改善发质的好时机。

常吃核桃、黑芝麻、瓜子等坚果可使头发浓密、乌黑、柔顺；奶制品、黄绿色蔬菜（如红萝卜、菠菜）、动物肝脏、蛋黄、海带可健发；含钙质丰富的食物（如紫菜）可使头发更有弹力；多吃些含碘食物（如海带）则可增加头发色泽。这些对发质有益的食物也会令胎宝宝受益。

需要注意的是，核桃等坚果中的脂肪含量非常高，吃得过多会造成身体发胖，进而影响血糖、血脂和血压，因此你要记得控制量，每天吃 1~2 个核桃就可以了，若用来炒菜，则可适当减少用油量。

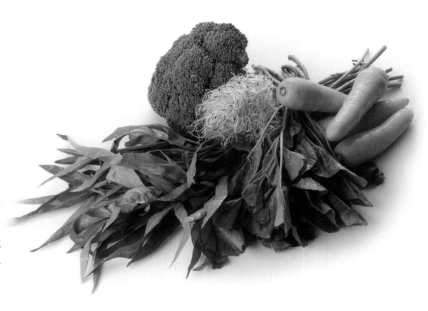

专家指导

不妨每天用指腹按摩头皮 10~15 分钟，可改善血液循环、改善发质，防止脱发和头皮屑的产生。用木梳或牛角梳，每天早晚按照从前向后的顺序各梳头数十次即可。

保健护理

练习腹式呼吸法，帮助心境平静

腹式呼吸法能为子宫传送更多的新鲜空气，让准妈妈感觉更轻松。同时，呼吸还能刺激人体分泌微量的激素，使人心情愉快，这种愉悦的心情也会使胎宝宝感觉很舒服。

这一运动方法可以贯彻孕期始终，其具体方法为：

1 挺直腰部，双腿自然盘坐，双手轻轻放于腹部，想象胎宝宝正居住在一个宽广的空间里。

2 吸气，慢慢地用鼻子吸气，直到腹部鼓起为止，让气流带动双手自然分开。

3 呼气，腹部向内收，将腹中的气全部吐出。

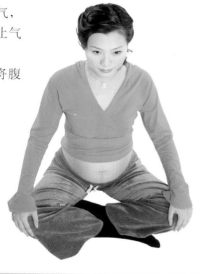

乳头凹陷怎么纠正

如果乳头内陷，就应设法纠正，以免哺乳时发生困难。

纠正的方法是：将乳头轻轻向外牵拉，或将两拇指放在乳头两侧，左右推动，再放在乳头上上下推动，将乳头挤出。每天做三次，每次上下和左右各做五次，使其不再回缩，必要时可重复进行几次。此法无效时，还可用外科手术来纠正。

每天要用温水清洗乳头，以保持乳房的清洁，另外，胸肌没有办法支撑日渐丰满的乳房，必须要选择合适的胸罩托住乳房，使其保持在原来的位置上。即使乳房小而且结实，也要这样做。

专家指导

一般来说，乳头护理并不需要特殊的油剂，对含有酒精与化工产品的制剂（包括肥皂）应尽量避免使用，因为它们能去掉乳头与乳晕自然分泌的润滑物，最好用清水洗乳头。

准妈妈多动脑，做些动脑小游戏

准妈妈的思想活动对胎宝宝大脑发育的影响非常大，准妈妈旺盛的求知欲可以使胎宝宝不断接受刺激，有利于他大脑神经和细胞的发育，准妈妈勤于动脑，胎宝宝会更聪明。

平缓不刺激的动脑游戏都适合准妈妈玩，如拼图、拼板、魔方、九连环、积木、数独、猜谜、脑筋急转弯等，当然，也可以动员准爸爸一起玩，另外，还可以跟准爸爸玩跳棋、五子棋等。

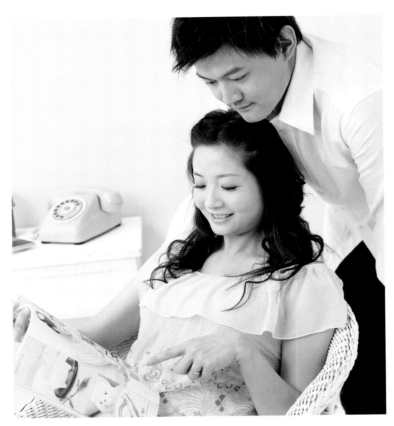

专家指导

在职准妈妈，平时工作消耗脑力较多，胎宝宝也可同步得到锻炼，业余训练可以少一些。而专心在家养胎的准妈妈则一定要多作脑力练习，别让胎宝宝养成懒得动脑的习惯。

胎宝宝听觉神经系统几乎发育完全

胎宝宝的身体发育更充分了，体重增加也较多，为了支持身体，他的骨骼更结实了，脊椎也越发坚固。听觉神经系统几乎发育完全，对外界的声音更加敏感，并且会作出反应，听到突然的声音时，会作出弹跳或蠕动的动作。

此时胎宝宝的皮肤已经不是那么透明了，但是皮下脂肪仍然很少，皮肤上的皱纹还存在。另外，胎宝宝的脐带变得厚而富有弹性，外面包了一层结实的胶状物质，这样可以减少其缠绕打结，保持血流顺畅，保护胎宝宝安全。胎宝宝的十个手指头现在发育得非常完美，有时候会抓住自己的脚丫子玩一会儿。

在本周，胎宝宝的体重可达 1000 克，身长平均也有 32 厘米了。

准妈妈身体变得更臃肿，行动笨拙

准妈妈的腹部还在增大，子宫底高也在上升。在本周，子宫底高约有 26 厘米，子宫底在肚脐上约 6 厘米处。体重现在增加了约 8 千克。

腹部增大、体重增加使准妈妈越来越臃肿，行动也变得笨拙，行事要更小心，不要剧烈运动，不要搬动重物，走路要稳当、缓慢。准妈妈此时可能会感觉到更多的不适，如腰背痛、骨盆痛、大腿痉挛、头痛等，少数准妈妈还会偶尔出现心律失常。不过准妈妈不要担心，这些不适症状在产后都会自行消失。

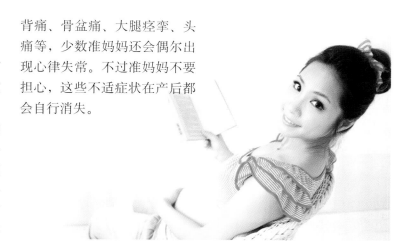

妊娠高血压妈妈怎么吃

妊娠高血压多发于怀孕后期，一般而言，超过35岁的初产妇，体重增长过快，先前患有高血压、心脏病、糖尿病的人，心理压力大的人，有肥胖和贫血症状的人，怀双胞胎的准妈妈，都是妊娠高血压的高发人群。

如果属于妊娠高血压综合征的高危人群或是已经患有妊娠高血压的准妈妈，就需要在饮食中多加注意，可通过"1减少、2控制、3补充"的合理饮食来进行调理。

＊1 减少

减少动物脂肪的摄入。炒菜最好以植物油为主，每日20~25克。

＊2 控制

1. 控制食物的摄入总量。一般，准妈妈摄入热能应以每周增加体重500克为宜。

2. 控制钠盐的摄入。有妊高征的准妈妈钠盐摄入应每天限制在3~5克以内。

＊3 补充

1. 补充蛋白质。应及时摄入优质蛋白，如牛奶、鱼虾、鸡蛋等，每日补充的蛋白质量最高可达100克。

2. 补充含钙丰富的食物。最好多吃含钙丰富的食品，如奶制品，也可适当补充钙剂。

3. 补充锌、维生素C和维生素E。妊娠高血压的准妈妈血清中锌的含量较低，维生素C和维生素E能降低妊娠高血压的反应，需要适当补充。

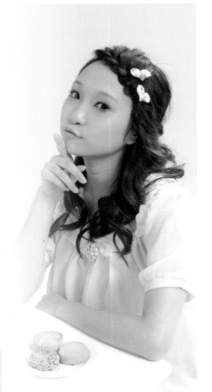

专家指导

在整个孕期，准妈妈不要错过任何一次产前检查，在产检时，注意测量血压并验尿。如果你的血压升高，就要在医生的建议下进行额外检查或住院一段时间，确保孕期安全。

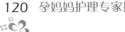

保健护理

羊水过多、过少都不好

羊水具有稳定子宫内温度、保护胎儿不受伤害及轻度的溶菌作用。临近分娩时，羊水则可明显缓解子宫收缩导致的压力，使胎儿娇嫩的头颈部免受挤压。羊水还可使羊膜保持一定的张力，防止胎盘过早剥离。

羊水的量应适度，过多、过少均会出现问题。

羊水过多常常提示胎儿或母体方面存在着病变，常见的有胎儿畸形，如无脑儿、水脑儿、脊柱裂、脐膨出等，也有可能是双胞胎所致，或是妊娠合并糖尿病、母儿血型不合，或是提示胎盘过大等。

羊水过少也会发生意外。羊水过少，胎儿得不到应有的保护，外界一有风吹草动便直接波及胎儿，羊水则起不到屏障作用。

因此，羊水过多或过少，都应进一步检查，查明原因，针对疾病进行治疗。

提前练习帮助分娩的拉梅兹呼吸法

拉梅兹呼吸法是一种可以缓解分娩疼痛的方法，它能帮助准妈妈在阵痛发生时保持镇定，还可以教准妈妈学会适度控制肌肉，学会在分娩时适当用力，使产程顺利。

准妈妈应尽早认真努力练习，这样到了临盆的时候才能熟练运用，如果等到即将分娩时才去学习、练习，很可能因为使用方法不当而使效果大打折扣。一般在孕7月就可以开始练习，有准爸爸陪同效果会更好。

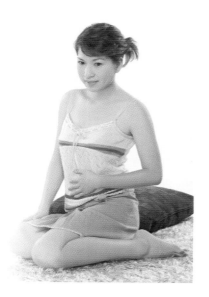

专家指导

拉梅兹呼吸法主要用在分娩中，所以练习时的关键在于如何将呼吸方法和产程中的身体变化结合起来。

＊拉梅兹呼吸法的方法

身体变化情况	分娩进行阶段	适合的呼吸方法
宫口开3厘米，子宫每5~20分钟收缩1次，每次持续30~60秒	分娩开始时	胸部呼吸法：先用鼻子深深吸一口气，随着子宫收缩开始吸气、吐气，反复进行，直到疼痛停止再恢复正常呼吸
宫口开3~7厘米，子宫每2~4分钟就收缩1次，每次持续45~60秒	婴儿一面转动，一面由产道下来的时候	子宫开始收缩和逐渐结束时采用胸部呼吸法深呼吸，子宫收缩高峰时，采用嘻嘻轻浅呼吸法：保持呼吸高位在喉咙，完全用嘴呼吸，类似发出"嘻嘻"的声音一样。子宫收缩加强呼吸加快，子宫收缩减慢呼吸放慢。一次轻浅呼吸时间持续20秒，慢慢延长，直到可以达到60秒
宫口开7~10厘米时，子宫每60~90秒钟就收缩1次，每次持续30~90秒	婴儿马上要临盆，到了产程最激烈、最难控制的阶段	喘息呼吸：先将空气排出，然后深吸一口气，接着快速做4~6次的短呼气，感觉就像在吹气球，比嘻嘻轻浅式呼吸还要浅，子宫收缩激烈时加快，收缩放缓时减慢。慢慢延长一次呼吸维持的时间，由45秒到最后的90秒
阵痛开始，准妈妈想用力将婴儿从产道送出	婴儿自己用力挤出产道	此时医生要求准妈妈不要用力，避免发生阴道撕裂，准妈妈可以采用哈气呼吸法减轻产痛阵痛开始，先深吸一口气，接着短而有力地哈气，如浅吐1、2、3、4，接着大大地吐出所有的气，就像在吹一样很费劲的东西，直到不想用力为止，练习时每次需达90秒
宫口全开时	婴儿头部露出产道	用力推：长吸一口气，然后憋气，马上下巴前缩，略抬头，用力使肺部的空气压向下腹部，同时放松骨盆肌肉，需要换气时，保持原有姿势，迅速把气呼出，马上吸满一口气，继续憋气和用力，直到婴儿娩出。当胎头已娩出产道时，准妈妈可使用短促的呼吸来减缓疼痛

胎教时间

变幻无穷的七巧板游戏

七巧板是一种拼图游戏，简简单单的七块板，竟能拼出千变万化的图形，是启发智力，锻炼观察力、想象力的好道具，准妈妈玩七巧板也有助于开发胎宝宝的智力。

怎样更有趣地玩七巧板：

1 拼几何图形，如三角形、平行四边形、不规则的多角形等。

2 拼各种人物形象或者动物，如猫、狗、猪、马等，或桥、房子、塔，或是中、英文字符号。

3 说故事，将数十幅七巧板图片连成一幅幅连贯的图画，再根据图画内容说给胎宝宝听，如先拼出数款猫、几款狗、一间屋，再以猫和狗为主角给胎宝宝讲述一个动人的故事。

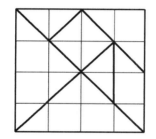
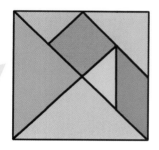
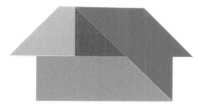
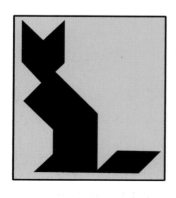

27 周
味觉形成，可以分辨甜和苦

胎宝宝开始记忆声音和味道

胎宝宝继续快速发育，脑组织快速增长，大脑已经发育到开始练习发出命令来控制全身机能的运作和身体的活动的程度，同时，神经系统和感官系统的发育也较显著。不过总体来说，各部分的功能还不完善，发育的空间还很大，需要继续努力。

另外，胎宝宝的耳朵神经网已经完成，听觉得到了进一步的发展，而此时准妈妈的腹壁变得较薄，所以外界很多声音都可以传到子宫里。当声音传到子宫里，胎宝宝会分辨并记忆这些声音，记忆最深刻的恐怕是妈妈说话的声音。还有，胎宝宝的嗅觉形成，逐渐会记住妈妈的味道。听觉和嗅觉记忆是孩子出生后寻找妈妈的最基本依据。

本周，胎宝宝发育得较大了，体重 900~1000 克，头到脚的长度有约 38 厘米了，身体几乎可以碰到子宫壁，所以活动不那么自由了。

准妈妈身体重心前移

到了孕 27 周，准妈妈的子宫底高度会继续上升约 1 厘米，达到肚脐上约 7 厘米处，整个子宫底高度为 27 厘米。

身体负荷加重、身体重心前移，准妈妈腰酸背痛的感觉会更加明显。另外，乳房的胀痛感可能加剧。子宫更加接近肋缘，呼吸急促、心悸的感觉也更明显一些，准妈妈对生产的心理负担越来越大，建议多看些介绍分娩知识的书籍或者练习孕妇操，可以帮助自己缓解压力。

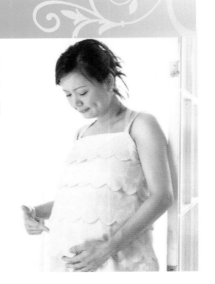

营养关注

补充优质蛋白质

充足的蛋白质不但能促进胎宝宝的大脑发育，还可以让准妈妈的身体储备营养，为将来的母乳喂养作准备。在孕晚期，准妈妈每天应额外增加蛋白质20克，即每天75~100克蛋白质，且以优质蛋白质为主。

鸡蛋、猪瘦肉、鸡肉、兔肉、牛肉、鱼类、牛奶、豆制品、小米、豆类等均含丰富蛋白质。鱼肉含有优质蛋白质，脂肪含量却比较低，鱼还含有各种维生素、矿物质和鱼油，有利于胎宝宝的大脑发育和骨骼发育，是孕期最佳的蛋白质来源。豆和豆制品等植物性蛋白质吸收利用率相对较差。

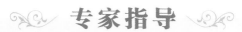

专家指导

有的准妈妈害怕孕期蛋白质不够，所以选择补充蛋白质粉。其实，如果身体健康、营养良好，平时多注意摄取富含蛋白质的食物，是不需要额外补充蛋白质粉的。反之，过量的蛋白质会导致超重，不利于自然分娩，产后体形恢复也比较慢。

增加谷物和豆类的摄入量

从现在开始到分娩，准妈妈应该增加谷物和豆类每天的摄入量，因为胎儿需要更多的营养。富含纤维的食品中B族维生素的含量很高，对胎儿大脑的生长发育有重要作用，而且可以预防便秘，比如全麦面包及其他全麦食品、豆类食品、粗粮等，准妈妈都可以多吃一些。

专家指导

将粗粮当做主食代替细粮的做法是不可取的，这样容易导致消化不良，还可能影响其他营养素的摄入，正确的做法是在日常的饮食中粗粮和细粮搭配食用。

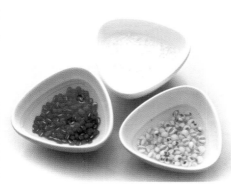

及时更换枕头，让睡眠更舒适

又旧又脏的枕头容易滋生霉菌和螨虫，进而引发过敏或者呼吸道疾病，还可能引起睡眠不佳，因此，为了自己和胎宝宝，准妈妈应注意及时更换枕头。

枕头应该是每1~3年就更换一次，最好能方便清洗并可烘干，这样才可用得长久，还能保证睡眠健康。

* 如何判断枕头是否该换

1. 在没有其他身体疾病的情况下，晨起后常常觉得颈部麻木酸胀。
2. 枕头已失去弹性，需要拍打好一阵才能使其恢复一些弹性。
3. 在好不容易调整完枕头之后，它又迅速回复扁平。
4. 枕头有结块、凹凸不平的现象，且填充物有受潮的异味。

专家指导

床单、被里、枕套使用率较高，很容易滋生细菌，所以要勤于清洗、晾晒，而被褥也要经常放在阳光下晾晒，利用紫外线杀菌驱毒，保证卧具的卫生。

巧妙的姿势，可以让准妈妈少劳累

随着肚子逐渐增大，身体重心前移，准妈妈身体各部位的受力方式发生了变化，坐、立、行等日常生活行为也发生了变化。巧妙的姿势可以帮助准妈妈减少酸痛劳累感。

* 站姿

背部挺直，尽量舒展，使胎儿的体重集中到你的大腿、臀部及腹部的肌肉处，并受到这些部位的支撑，可防止背痛，并增强腹部肌肉的力量。

* 坐下

先用手在大腿或扶手上支撑一下，再挺直后背，慢慢地坐在椅子上。如果椅子比较宽大，你可以先坐在靠边部位，再慢慢地向后移动，直至后背靠到椅背坐稳为止。

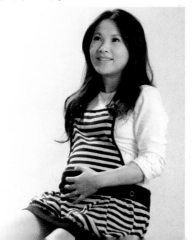

＊坐姿

让自己的后背稳稳地靠在椅背上，双腿平放，通过椅背给腰背部的支撑减轻脊柱的压力，髋关节和膝关节应呈一个直角，大腿与地平线平行。如果这样坐觉得不舒服，可以在腰后放一个小靠垫。坐较硬的椅子时，最好加个椅垫。

＊起立

从椅子起来时，先把手扶在大腿上，支持一下自己，然后再挺直腰背，慢慢地站起来。

＊起床

避免猛起身，应该先以轻缓动作翻一下身，使自己变成侧卧，再用肘部支撑住自己的上半身，然后再用双手支撑着自己坐起来，伸直背部，最后再将脚放到地上，站起身来。

选择并正确使用托腹带

托腹带是对腹部起承托作用的，它是一条有弹性的宽带，使用时围在准妈妈的腰腹部，可以从下腹部微微倾斜地托起增大的腹部，具有阻止子宫下垂、保护胎位的作用，并且还能帮助减轻腰部的压力。

使用托腹带的时间有早有晚，有些情况可以提早使用，比如多胞胎或胎宝宝过大、有非常明显的骨盆或腰部酸痛等。

＊怎样选购和使用托腹带

1 使用托腹带时不可包得过紧，晚上睡觉时应该解开。

2 尽量选择穿戴方便的，最好选择那种能够随着腹部增大而自行调整长度和松紧度的。

3 面料上最好是挑选透气性好的，特别是在夏季不会造成过度闷热，否则容易引起疾病或过敏。

4 市场上有些前腹加护的内裤，也在腹部增加了弹性，这种内衣非常适合准妈妈，不过因为它的厚度和弹性有限，并不能真正替代托腹带。

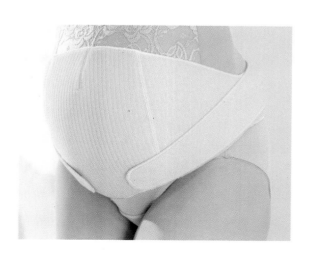

胎教时间

看电影《悬崖上的金鱼姬》

5岁的宗介捡到了一个被海浪冲上岸的废玻璃瓶，里面有条受困的小金鱼，小金鱼名叫波妞，是人鱼女王的女儿。宗介把波妞带回了自己家，养在塑料盆里，他们相处得很愉快。

波妞是一条非常可爱的小金鱼，她喜欢吃火腿，喜欢小男孩宗介，喜欢将宗介曾经养过她的小水桶挎在小胳膊上，喜欢四仰八叉地呼呼大睡。

丽莎是一个带给人温暖的妈妈，她风雨无阻地点起家里的灯，给归航的人们点燃希望，她将孩子们照顾得很好，她风雨无阻地照顾老人们，给他们温暖。

《悬崖上的金鱼姬》是一部能让人回到纯真童年的动画片，看这部电影，能让你和胎宝宝一起回忆那些简单而快乐的童年岁月。

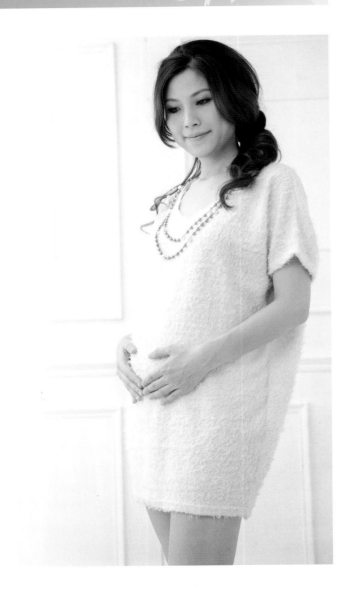

28 周
胎宝宝可以睁开眼睛了

胎宝宝睡眠变得比较规律

本周有一个重大变化，胎宝宝的眼睛可以睁开和闭合了，同时有了比较原始的睡眠周期，醒着和睡着的时间间隔变得比较有规律。胎宝宝在睡着的时候会做梦，醒着的时候会不停运动、玩耍，伸胳膊、踢腿都很平常，也经常把手指放到嘴里吮吸或用手抓脐带。

此时胎宝宝的内脏系统构造已经几乎与成人无异，功能也在快速发育，包括呼吸功能，虽然还不是很完善，但是胎宝宝如果在此时出生，他可以依靠呼吸机辅助呼吸，逐渐学会自主呼吸，生存的概率非常高。

另外，从本周起，胎动的个性化越来越明显。文静的孩子胎动规律，胎动次数较少，活泼的孩子胎动频繁且没有一定的规律，完全依照自己的喜好而为。

在本周，胎宝宝的体重可以达到 1200 克，身高增长不明显。

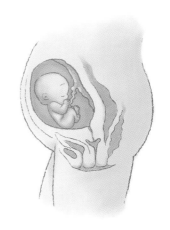

准妈妈能感觉出胎动变少

本周之后，胎动的次数会减少，准妈妈不要担心，这不是说明胎宝宝的活动能力减弱或者安全出了什么问题，只是因为此时的胎宝宝已经长大，子宫对他来说已经显得有些小了。活动空间少了，活动就会少一些。

不过胎动少，不代表没有胎动，还是要认真数胎动。此时准妈妈轻按腹部，可以感觉到胎宝宝的动作，甚至可以摸出小脚、小手、小屁股的形状。

马上就要进入孕晚期了，准妈妈可以安排一下产后的事，有实际的问题摆在面前时，对分娩的恐惧就会少一些。

细嚼慢咽，缓解胃灼热

马上就要进入孕晚期了，子宫的增大压迫肠胃，致使消化能力减弱，很多准妈妈又开始了或轻或重的胃灼热，这时可以少吃多餐、细嚼慢咽以减轻消化道的压力。

因为胃容量变小了，准妈妈每餐食量有所减少，不要介意，吃剩下的先留着，过一会儿消化了一些之后再吃即可，也可以每餐少准备一些，每天多吃1~2餐。

细嚼慢咽很重要，细嚼慢咽可以让食物在口腔里得到较充分的消化和分解，胃肠道的消化压力就会减少些。而且，细嚼慢咽可以更充分地刺激消化腺分泌更多的消化液来帮助消化。细嚼慢咽还可以预防吃得过多导致的胃灼热。所以，性急的准妈妈要改改习惯，不要狼吞虎咽，最好安安静静地坐下来，充分咀嚼、研磨每一口食物。

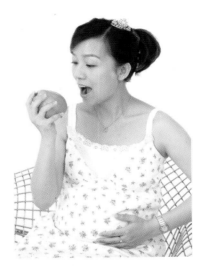

保证营养均衡、品种齐全

这一时期，准妈妈并不需要刻意进补，以免造成肥胖，徒增烦恼。此时的饮食完全可以延续之前的饮食习惯，不要偏食，均衡合理地摄入营养，谷物、肉食、蔬果一样不少，适当添加些海产品、粗粮等丰富营养，食用新鲜蔬菜和水果，保证叶酸的摄取量。

营养均衡包括3顿营养均衡的正餐，其中至少包含5份水果或蔬菜。具体的食物分配，可以参考如下的饮食金字塔：

第一层：主食为400~500克，包括米饭、面包、面条。

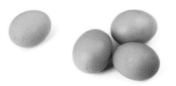

第二层：蔬菜、蘑菇、薯类、海藻类，共计为500克。

第三层：鱼、肉、蛋、大豆及豆制品共400克，其中肉在100~150克即可。

第四层：牛奶2杯，水果500克以内。

此外，每天至少喝8杯水，并注意少油、少盐。

保健护理

医生要求卧床休息时，要积极配合

有些时候，医生会要求准妈妈卧床休息，这一般是出现了早产征兆，这时候准妈妈最好听从医生的话，不要逞强，更不能任性，以免早产。虽然此时早产的孩子仍有相当大的概率存活，但毕竟存在风险，即使存活下来，体质可能也不如足月儿，需要更多精力去照顾。

卧床休息时间较短时，准妈妈可能会很享受，可以无所事事地好好休息一下，但卧床时间久了，有的准妈妈甚至整个孕晚期都需要在卧床休息中度过，难免会感到厌烦、无聊，但即使这样，准妈妈也最好坚持一下。无聊时，不要一味地抱怨，尽量积极开动脑筋，找一些可以躺着做的事情，排遣无聊的感觉。

安全进行适当的日光浴

怀孕中、晚期，因生长需要，胎宝宝从母体汲取的钙质和其他营养越来越多，如果体内的钙供给跟不上，准妈妈自己便很容易出现牙齿松动、指甲变薄变软、梦中盗汗及小腿抽筋现象，补钙是解决这个问题的最好方法。

但只补钙效果并不好，维生素 D 及维生素 E 是钙质吸收的重要条件，一旦缺乏，摄入人体的钙质将有 90% 随尿排出。

保证充足的光照是自身产生维生素 D 的重要条件，准妈妈需安全照射适度的阳光，可以在温度适宜、阳光柔和时，进行安全健康的日光浴。

日光浴的时间选择在上午7时至9时，下午4时至6时。冬天每日晒太阳时长一般不应超过 1 个小时，夏天保持在半个小时左右即可。

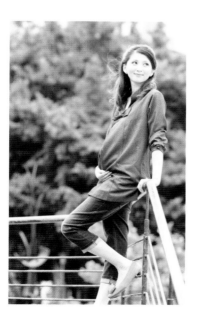

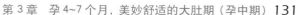

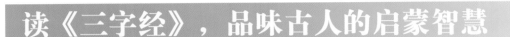

读《三字经》，品味古人的启蒙智慧

源远流长的中国文化是值得每一个中国人骄傲的，一些民族儿歌和朗朗上口的国学著作都可以让胎宝宝提前感受到做一个中国人的骄傲，《三字经》是其中的精华之一。

《三字经》自南宋以来，已有七百多年历史，共一千多字，是家喻户晓、脍炙人口的传统儿童启蒙读物，短小的篇幅蕴涵着深刻的道理，是国学中的经典。

＊《三字经》节选

人之初，性本善。性相近，习相远。苟不教，性乃迁。教之道，贵以专。昔孟母，择邻处。子不学，断机杼。窦燕山，有义方。教五子，名俱扬。养不教，父之过。教不严，师之惰。子不学，非所宜。幼不学，老何为？玉不琢，不成器。人不学，不知义。

给胎宝宝朗诵的时候，准妈妈要在心里感受所朗诵句子讲的是什么道理，一颗共鸣的心可以让胎宝宝更加受用。

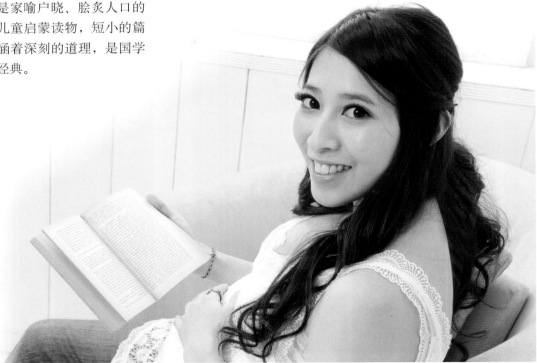

腹壁很硬时能做抚摸胎教吗

最好不做，腹壁很硬说明子宫在收缩，而抚摸腹部可能会强化宫缩，有可能导致早产。所以发现腹壁很硬或者有宫缩的迹象时，不宜做抚摸胎教。

常常做胎梦怎么办

很多准妈妈们最想知道的就是"胎梦真的具有预测宝宝性别和前世今生的功能吗？"这种问题的答案，一般认为，胎梦只是因为做梦人的身份和时间特殊，所以另有其名。

胎梦也可以解释成做梦人在睡眠状态下某种心理活动的延续，一般包括幻想与压力，表示他们想达成某种愿望，如想要男孩或女孩，希望孩子是什么样的人等。

所以，准妈妈不必将胎梦看得过于神秘，更不要在不好的梦境后有心理压力。

孕中期宫缩怎么办

一般情况下，在孕 14 周的时候就可以开始有宫缩了，只不过这种宫缩无痛，出现频率也低，一般无感觉，对准妈妈和胎宝宝的健康也没有任何影响。

但如果孕中期准妈妈感觉到宫缩比较频繁，或者有疼痛感，就要小心了，这可能是先兆流产、早产的征兆。建议准妈妈卧床休息，减少活动和对腹部的刺激，暂时禁止性生活。必要时应及时去医院就诊，并在医生指导下休养治疗。

胎宝宝此时臀位会不会影响分娩

这个时候离分娩还远，子宫里供胎宝宝活动的空间还很大，胎宝宝自己也在不断运动，胎位并不固定，这一刻是臀位，下一刻可能就已经是头位了，所以对分娩不会造成影响。

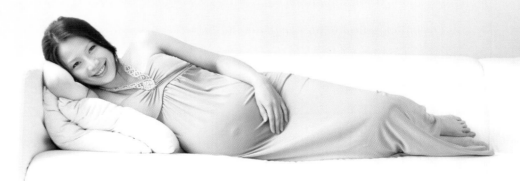

第 *4* 章

孕 8 ~ 10 个月，期待宝宝的降生（孕晚期）

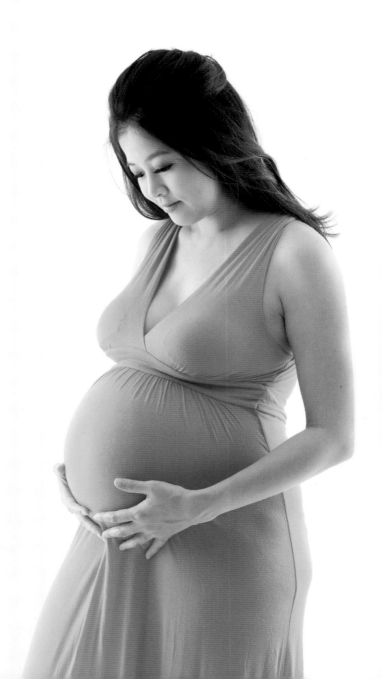

29 周
小脑袋因为脑发育在增大

胎宝宝大脑发育进入特别时期

本周胎宝宝的体重有1300多克，头到臀的高度为26~27厘米，头到脚的长度有38~43厘米。

胎宝宝的发育过程忙碌而有序，器官在不断完善功能，躯干、四肢还在不断发育长大。

现在，有数十亿的脑神经细胞正在形成，同时因为感官能力提高了，胎宝宝可以感觉到光线，当有光线进入子宫，大脑发出指令，胎宝宝会转头避开光线，这是意义重大的一个变化。

大量神经细胞的形成，让胎宝宝的头部在继续增大，增大得比其他部位显得重，因此大多数的胎宝宝在最后固定胎位的时候都是头朝下的。

另外，因为皮下脂肪逐步形成，现在的胎宝宝看上去十分可爱，整个身体光润、饱满了许多，皮肤也不再是皱皱巴巴的了。

准妈妈频繁出现假性宫缩

假性宫缩是一种偶发的子宫收缩，类似于临产前的宫缩。

发生假性宫缩时，准妈妈会感觉肚子发硬、发紧，可能有类似月经来时的疼痛感，有可能没有任何疼痛，间隔的时间不等，可能10多分钟1次，也可能1个小时1次，没有规律性。每次宫缩持续的时间也不一致，几秒钟到几分钟都有可能，因人而异。另外，假性宫缩通常发生在准妈妈长时间保持一个姿势没有改变的情况下，所以如果假性宫缩让自己变得不适了，建议换个姿势或者休息一下，也可以洗个热水澡放松身体。另外，喝些水、做深呼吸，也都是不错的缓解不适的方法。

准妈妈现在能准确且较频繁地感觉到假性宫缩，认真感受，便于有异常及时发现。

专家指导

现在产检的频率需要提高了，每2周做一次，准妈妈要认真对待，这对保证准妈妈和胎宝宝的健康都是很有必要的。

营养关注

孕期水肿怎么吃

由于在整个怀孕过程中，准妈妈的体液会增加6~8升，其中4~6升为细胞外液，它们贮留在组织中，从而造成水肿。脚掌、脚踝、小腿是最常出现水肿的部位，有时候甚至脸部也会出现轻微的肿胀。

准妈妈可以用以下方法判断自己是否有水肿：用手按压皮下脂肪较少的地方，如小腿前侧、手背、脚背等地方，如果会形成明显凹坑，手收回后，需要3~4秒时间凹坑才能恢复，说明你患上水肿了。

孕期水肿主要出现在下肢，通常是晨轻夜重，即早晨起床时不太明显，晚上睡觉前水肿症状比较严重。有些准妈妈腰部及阴唇部位的水肿症状比较明显，有的则会出现全身水肿。

孕期水肿是正常的生理现象，不必过度担心，生产后会自动消失，也不会对宝宝造成不良影响。

1 食用低盐餐，怀孕后身体调节盐分、水分的机能下降，准妈妈要尽量控制盐分的摄取，每日摄取量在6克以下。

2 不要吃腌渍和烟熏食物，如泡菜、咸鱼、熏肉等。

3 水肿严重时，可多吃一些利尿消肿的食物，如红豆水、冬瓜鲤鱼汤（清汤、无盐）等。

4 适当多吃蔬菜水果。

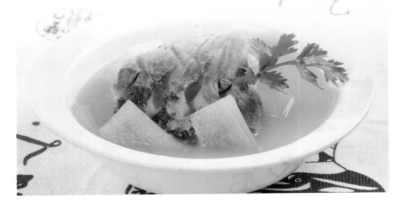

✳ 缓解水肿的食物推荐

冬瓜	清热泻火、清热解暑，又可利水消肿
鲫鱼	鲫鱼肉是高蛋白、高钙、低脂肪、低钠的食物，经常食用，可以改善血液的渗透压，使组织中的水分回流进入血液循环中，消除水肿
鲤鱼	鲤鱼肉中含有丰富的优质蛋白质，钠的含量也很低，它具有补益、利水的功效

准妈妈怎么防治孕期水肿

在日常生活中，准妈妈可以从以下方面来改善孕期水肿：

1 保持侧卧睡眠姿势，并保证充分的休息。

这可以最大限度地减少早晨的水肿，建议准妈妈在睡前（或午休时）把双腿抬高 15~20 分钟，加速血液回流，减轻静脉内压，缓解孕期水肿。

2 注意保暖，不要穿过紧的衣服。

当患有水肿时，必须保证血液循环畅通、气息顺畅，所以不能穿过紧的衣服。

3 避免久坐、久站，经常改换坐立姿势。

准妈妈步行时间不要太久；坐着时应放个小凳子搁脚，促进腿部的血液循环通畅，每一个半小时就要站起来走一走；站立一段时间之后就应适当坐下休息。

4 适当运动。

散步、游泳等都有利于小腿肌肉的收缩，使静脉血顺利地返回心脏，减轻水肿。

5 给自己选择一双合脚的鞋。

6 平时可以做简单的腿部运动：晚上仰卧于床上，双腿高高竖起，靠在墙上，保持 5~10 分钟，这可以消除紧张过度，促进血液循环。

从现在开始，每两周做一次产检

＊骨盆监测

骨盆测量结果是确定准妈妈能否自然分娩的一个重要参考内容，主要测量骨盆入口和骨盆出口，如果入口过小，胎头无法正常入盆，如果出口过小，胎头无法顺利娩出，容易造成胎宝宝宫内窘迫，严重时危害母婴安全。

＊胎心监护

胎心监护一般做 20 分钟，如果 20 分钟内胎动次数超过 3 次，每次胎动时胎心每分钟加速超过 15 次，并且没有太过频繁的宫缩出现，说明胎宝宝在子宫内暂时无明显异常。

＊胎位检查

正常的胎位是胎头俯曲，分娩时头部最先伸入骨盆，这样分娩过程最顺利。如果胎位不正，分娩时胎宝宝很难顺利通过产道，因而容易发生难产。

重复以往的胎教内容

此时准妈妈不要总想着多给胎宝宝学习些东西，而是改为多巩固已经学过的内容。

孕晚期的胎宝宝感官能力前所未有的高，尤其是听力，另外还有了初步的记忆能力，所以这时的胎教重在重复，要不断反复地给胎宝宝同一种刺激。如每天的音乐胎教固定在同一内容上，放同一首曲子，哼唱同一首歌；讲故事时，一个故事反复讲，并注意保持每次讲的语调、节奏一样；一些数学、字母等知识的胎教更要不断重复。这样可以强化宝宝的记忆，促进他大脑的发育，让他更熟悉并慢慢记住这些内容，等到出生后他就可以比较轻松地学会这些东西。

＊速算《一只青蛙一张嘴》

这个好玩的游戏可以考验准妈妈的速算能力，最初几只青蛙应该是不在话下的，但多了可能就绕不过来了，叫上准爸爸一起参与吧，一定很讨胎儿喜欢。

一只青蛙一张嘴

一只青蛙一张嘴，两只眼睛四条腿，扑通一声跳下水。

两只青蛙两张嘴，四只眼睛八条腿，扑通、扑通跳下水。

三只青蛙三张嘴，六只眼睛十二条腿，扑通、扑通、扑通跳下水。

……

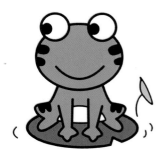
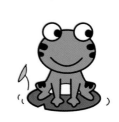

专家指导

让全家人都来参与这个游戏，看谁念得最快又不出错，这样趣味性更强。

胎宝宝眼睛随着光线明暗睁闭

胎宝宝的大脑发育仍然迅速，神经系统已经四通八达，大脑向颅骨外推，并且折叠形成了更多的沟回，头部更大了。现在他能够对大多数声音作出反应，最熟悉的是准妈妈的声音，当他听到自己妈妈的声音时，明显会变得安静和注意力集中。胎宝宝眼睛时开时闭，还可以随着光线的明暗作出变化，明亮时闭上眼睛，昏暗时睁开眼睛，睁开的时候，大概可以看清子宫中的情景。

另外，主要的内脏器官基本已经发育完全，像胃、肠、肾等功能可以媲美出生以后的水平。骨骼和关节也很发达了，免疫系统有了相应的发育。不过肺部的发育还有所欠缺，正在合成肺泡表面活性物质，这些物质可以帮助肺泡膨胀张开，是孩子将来自主呼吸不可缺少的。生殖器也还差一些，男胎的睾丸还没有进入阴囊，尚在腹腔中，但开始了沿着腹股沟向阴囊下降的过程。女胎的阴蒂突出，覆盖阴蒂的小阴唇还没有最后形成。

本周，胎宝宝的头到臀距离大约为27厘米，头到脚的长度为42厘米，体重在1200~1500克之间。由于现在的体型较大了，子宫里的活动空间相对变小，所以胎宝宝在子宫中的位置相对固定了，不会再像以前随意转动、翻身了。

准妈妈可以明确从肚皮上看到胎动

这时候是负担迅速加重的一个时期，准妈妈的身体越发沉重，肚子大到低下头都看不到脚的地步，行动越来越吃力。另外，准妈妈会明显感觉到子宫顶到了胃部，一吃东西就会觉得胃不舒服，食欲也减弱了。

不过，有一个有意思的事，就是大多数准妈妈都可以明确地从肚皮上看到胎动。胎宝宝会时不时地把肚皮顶得这里一个包，那里一个包，准妈妈会为此而忘记身体的很多不适。

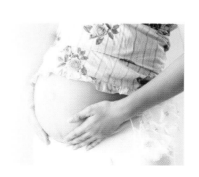

坚持每天喝 500 毫升牛奶

随着胎宝宝的生长，准妈妈需要摄入足量的钙质，可以从鲜牛奶中摄入钙来满足孕期营养的需求。

喝鲜牛奶补钙的准妈妈，孕早期每天至少要喝 250 毫升的鲜牛奶，孕中期以后每天至少喝 500 毫升的鲜牛奶。

鲜牛奶不是越多越好，更不能将牛奶代水喝，以免营养超标。一般建议每天喝牛奶不要超过 750 毫升。

要注意的是，鲜牛奶并不适合每一位准妈妈，如乳糖不耐受的准妈妈不宜喝牛奶，可以用酸奶代替。此外，还可以通过豆制品等食物及钙补充剂来补充足量的钙质。

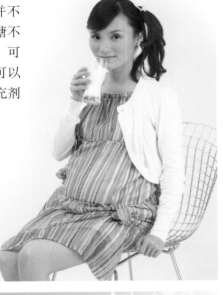

胃口起变化，饮食有对策

孕晚期，有些准妈妈会感觉胃口大开，但是也有不少准妈妈胃口变得差了。

如果准妈妈吃饭的量变得少了、胃口变得不好了，并不是一定表示胃肠道出了毛病，也可能是因为到了孕晚期，准妈妈子宫膨大，压迫了胃，使胃的容量变小，稍微吃一点就感觉饱了。

在孕晚期，准妈妈每周体重的增加若低于 0.4 千克，就需特别注意营养的摄入。平时吃的菜不要太油腻，养成少吃多餐的饮食习惯，最好一天吃 6 顿，分为 3 大餐、3 小餐。

当胎宝宝下降到骨盆中时，准妈妈感觉会舒服一些，食欲也会恢复正常。但要注意不要饮食过度，这时胎宝宝已经有足够的养分，即使不吃东西，也不会立刻影响到宝宝。

此时，准妈妈应该为生产贮存体力，多吃一些增强体力的食品，养精蓄锐，为分娩作准备。

保健护理

解决尿频尴尬

进入到孕晚期，准妈妈的排尿次数明显增多，每 1~2 小时排尿一次，甚至更短，有时大笑、咳嗽、打喷嚏、弯腰时都有少量尿液渗出，这种现象是正常的生理现象，准妈妈不必担心，也不要觉得尴尬。

孕晚期，准妈妈的骨盆底肌肉、括约肌都变得更松弛了，而子宫对膀胱的挤压更严重了，不可避免地出现了尿频、尿失禁现象。

准妈妈可以作些让自己更舒服的准备，比如在内裤里垫些消毒卫生纸，建议不要用护垫，护垫吸水量小，起不了多大作用，而且透气性较差，不舒适。另外，坚持做憋气提肛的运动，锻炼括约肌和骨盆肌肉，增强其弹性，如果有早产征兆，则不宜做。

专家指导

千万不要为了避免压力性尿失禁而尽量少喝水，这么做只会导致更大的麻烦——便秘。

外出逛街时的特别注意点

外出逛街走路等同于散步，是一种很好的锻炼，还有助于缓解准妈妈的情绪。在天气适合的时候，与准爸爸或者闺蜜去逛街是不错的，只要注意以下事项即可。

1 避开高峰时间。买齐所需物品之后就离开人多的场所，减少在一些拥挤场所的逗留时间。尽可能避开人流高峰，免受拥挤之累。

2 随时注意休息。在微感疲累时找个咖啡厅或人静境幽处休息一会儿，避免过于疲劳。

3 不要在刚装修完毕的商场或商店停留过久，以免接触装修材料产生的化学污染物。

4 注意商场和室外的温差，以防感冒。

5 逛完街后回到家里及时洗手、洗脸，换下外衣，然后坐下将脚部抬高，以消除躯体疲劳，缓解紧张情绪。

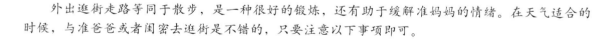

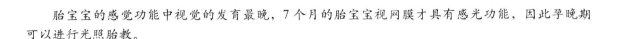

光照胎教，让宝宝跟踪光源

胎宝宝的感觉功能中视觉的发育最晚，7个月的胎宝宝视网膜才具有感光功能，因此孕晚期可以进行光照胎教。

在胎宝宝觉醒时，用光照对胎宝宝的视觉进行训练可以促进视觉发育，增加视觉范围，强化昼夜周期（即晚上睡觉、白天觉醒）和促进动作行为的发展。

光照胎教的方法：

1 准备一个拥有柔和光线的手电筒，如使用4节1号电池的手电筒。

2 在有胎动的时候，将手电筒紧贴你的腹壁，照射胎头部位，持续5分钟左右。

3 结束时，可以反复关闭、开启手电筒数次。

4 进行光照胎教的时候，不妨配合对话。

实施光照胎教的过程中，准妈妈应详细地记录一下自己的感受，如胎动的变化是增加还是减少，是大动还是小动，这样，一段时间后你就能总结出胎宝宝对刺激的反应规律了。

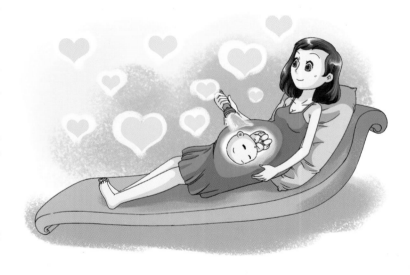

专家指导

切忌给胎宝宝强光照射，尽量不要在胎宝宝睡眠时进行光照胎教，以免打乱他的生物钟。

31 周
经历了身体发育高峰期

胎宝宝皮下脂肪更厚实

在本周，胎宝宝的体重达到 1400~1500 克，身长基本上维持上周的水平，从头到脚的长度大约为 42 厘米。

31 周后，宝宝身长的增长减慢，体重却迅速增加，皮下脂肪更加厚实，身体表面的皱纹更少了，越发光润可爱。

胎宝宝的大脑反应更快，大脑的控制能力也有所提高，能够熟练地把头从一侧转到另一侧，眼睛也是想睁开就睁开，想闭上就闭上，而且能够分辨明暗，也逐渐适应了光亮环境。

当有光照进子宫，胎宝宝不会再像以前一样避开，而是把脸转向光源，追随光源。

胎宝宝的肺部已经基本发育完成，呼吸能力也基本具备，在此时早产的宝宝可以啼哭，可以建立自主呼吸。

准妈妈子宫已经上升到横膈膜处

现在，几乎每一个准妈妈都会有这种感觉，时时觉得呼吸困难、喘不上气来，这是因为准妈妈的子宫底已经上升到了横膈膜处，压迫了肺部。不过这种情况不会持续很久，大部分准妈妈到了孕 34 周胎头入盆后，这种紧迫感就会有所缓解。

随着胎宝宝的长大，胎宝宝的活动空间越来越小，胎动的幅度减小、频率降低，不过这不会影响胎宝宝用胎动和准妈妈交流。

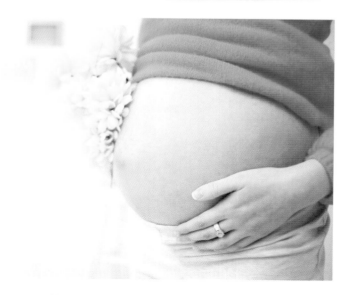

营养关注

吃粗粮不能"过火"

吃粗粮可以缓解准妈妈孕晚期的便秘，但是考虑到准妈妈的胃肠消化能力较弱，最好控制在每天 50 克以内，不要超量。

准妈妈吃粗粮的时间最好不要安排在晚上，晚上肠胃消化能力下降，吃粗粮会加重消化负担。

准妈妈吃粗粮后若感到不舒服，可以多喝些水，帮助消化。因为粗粮中含有大量纤维素，这些纤维素进入肠道，如果没有充足的水分配合，肠道的蠕动容易受到影响，进而影响消化，引起不适。

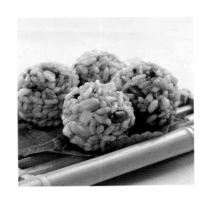

警惕容易导致早产的食物

现在，准妈妈的子宫膨胀到了一定的程度，受不了较强烈的刺激，对子宫有强烈刺激作用的食物，准妈妈要敬而远之，以免早产。

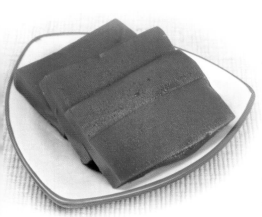

＊活血化瘀的食物

活血化瘀的食物可以加快血液循环速度，不利于胎宝宝的稳定，要少吃。这类食物有黑木耳、大闸蟹、甲鱼等。

＊滑腻的食物

滑腻食品，如薏苡仁、马齿苋，这类食品可以刺激子宫肌，使子宫产生明显的兴奋反应，可导致早产，必须少吃。

＊山楂

山楂可以引起明显的子宫收缩，导致早产，所以山楂不能吃。

＊木瓜

木瓜含有雌激素，容易扰乱体内激素水平，尤其是青木瓜，吃多了容易导致早产，尽量不吃。

保健护理

胎位不正时该怎么矫正

此时胎位不正，准妈妈不用担心，适当采取措施进行矫正，还有很大的概率转为可以顺产的胎位。

首先，可以做膝胸卧位操进行纠正。准妈妈在硬板床上，胸膝着床，胸部尽量接近床面，臀部高举，大腿和床垂直，保持 10 分钟。每天早晚各 1 次，连续做 1 周，可以将臀位转为头位。这个动作不能在饱食之后做，以免呕吐。

如果用胸膝卧纠正不见效，医生会考虑从外部进行倒转，让胎儿来个 180 度的翻转，然后用腹带把腹部包裹起来，维持头位。具体做法是用手在腹壁上摸到胎儿的头后，把胎儿的头慢慢转到骨盆腔里，再把臀部推上去。当然这种治疗必须由医生来做。

假如胎儿的臀、足已经伸入小骨盆，倒转困难，或者在倒转时胎心有变化，就不能勉强。准妈妈也不必紧张，因为现代医学早已经有较先进的方法，保障胎儿和准妈妈的安全。

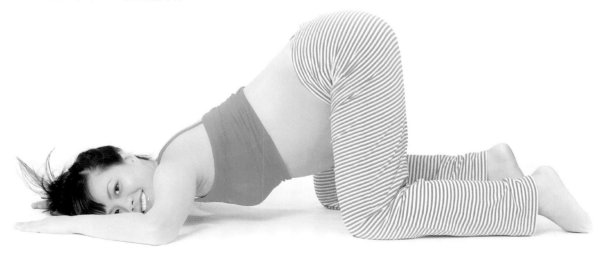

欣赏名画《洗澡》

这是美国女画家玛丽·卡萨特（Mary Cassatt，1844－1926）的作品，作于1892年。

这幅画描绘了母亲给孩子洗澡的生活情节，孩子把脚踏入盆中，母亲正轻轻地替孩子洗脚，将母亲对孩子的爱深深地刻画在画面中，孩子的可爱和母女之间亲昵的动作表现得十分生动。

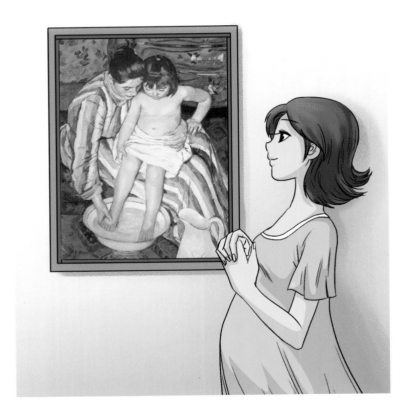

专家指导

欣赏画作和阅读一样，每看一次都可能产生新的感受，这种体验将带给你无比喜悦的感觉。在以后的日子里，你不妨将以前看过的画作多拿出来欣赏，相信你会有新的发现。

32 周
宝宝变成了头朝下的体位

胎宝宝进入了神经系统完善的关键期

进入孕 32 周，子宫里的空间已经很小了，即便如此，胎宝宝还是会继续长大，尤其是身体和四肢，最终会长得与头部的比例更和谐。从现在到出生前体重还要长 1000 克左右，此后一阶段，可以看做胎宝宝在为出生作最后的冲刺。

现在胎宝宝的体位已经基本固定在头朝下了，已经作好了出生的准备。皮下脂肪继续储备，这是为了出生后的保暖而准备的。还有，他的呼吸和消化功能渐趋完善，而且还会分泌消化液了。另外，胎毛开始脱落，不再毛茸茸的了，慢慢地，只有背部和双肩还留有少许。

本周，胎宝宝的神经系统变化最大，脑细胞神经通路完全接通，并开始活动。神经纤维周围形成了脂质鞘，脂质鞘对神经纤维有保护作用，这使得神经冲动能够更快地传递。因此，胎宝宝逐渐有能力进行复杂的学习和运动，并且意识

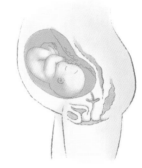

会越来越清楚，能够感觉外界刺激，能区分黑夜和白天。

本周，胎宝宝从头到脚的长度将长到 44 厘米，体重会达到 1500~1600 克。

准妈妈经常会感觉疲劳

从孕 29 周到 32 周末，准妈妈的体重增长了 1300~1800 克，这时的准妈妈经常会感到很疲劳，而且休息不好，加上行动不便，所以常常会感觉不耐烦，有时候情绪会不佳。建议准妈妈忍耐一下，孕育过程很快就要结束了，这是准妈妈能够将孩子随身携带的最后一个时期了，好好珍惜吧。

此时，子宫内狭小的空间让胎宝宝没有兴趣再运动了，可能只有感觉不舒服时才会勉强动一下，所以胎宝宝的动作可能会更加少。不过即使没有明显动作和感觉也不要担心，一般只要能感觉到胎宝宝在蠕动即可。

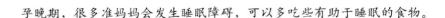

营养关注

吃些有助于睡眠的食物

孕晚期，很多准妈妈会发生睡眠障碍，可以多吃些有助于睡眠的食物。

1 睡前喝一杯牛奶。牛奶是公认的催眠食品。如果在牛奶中加些糖，其催眠效果就会更明显。

2 小米也具有安神催眠的作用。将小米熬成稍稠的粥，睡前半小时适量进食，有助于睡眠。

3 睡前嗑些葵花子，可促进消化液分泌，有利于消食化滞、镇静安神、促进睡眠。同类食品还有蜂蜜、莲子、桂圆、核桃、红枣、豆类、百合、食醋等，经常在睡前食用可改善睡眠。

4 吃点含铜食物。矿物质铜和人体神经系统的正常活动有密切关系。当人体缺少铜时，会使神经系统的抑制过程失调，致使内分泌系统处于兴奋状态，从而导致失眠。含铜较多的食物有乌贼、鱿鱼、蛤蜊、蚶子、虾、蟹、动物肝肾、蚕豆、豌豆和玉米等。

积极补镁，预防早产

研究发现，镁可以降低早产率，并且减少体重过轻的新生儿比例。

准妈妈可以吃花生或花生酱补镁，如果吃腻了，还可以吃一些其他的含镁丰富的食物，如黄豆、芝麻、核桃、玉米、苹果、麦芽、海带等。

但是，人体每天从身体中排出的镁超出300毫克，而从一般食物中摄取的只有270毫克，另外再加上膳食中植酸、草酸的影响，能被身体吸收利用的镁可能更少，所以，准妈妈有可能无法从食物中摄入足量的镁，这时候需要通过制剂补充，补充时需要咨询医生。

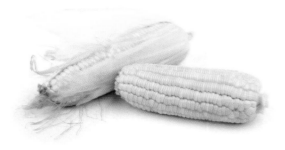

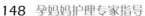

脐带绕颈并没有那么可怕

在产检中，准妈妈可能会听到胎宝宝脐带绕颈的检查结果，在 B 超报告单上写有的是"胎儿颈部有压迹"，根据脐带缠绕颈部的圈数可见 U 形、W 形和品字形，这在孕晚期时很常见。

此时的胎宝宝是不停运动的，虽然绕了，但是很松，不会导致窒息，胎宝宝到了分娩的时候可能就转开了，一般不需要特殊处理。医生只需要在

妊娠晚期通过加强产前检查，以及在产程中通过定时胎心检查，排除胎儿宫内窘迫的情况，以便及时处理。

准妈妈要每天坚持数胎动，发现异常及时去医院，可以通过胎心监测和 B 超判断脐带情况。另外，平时要注意减少震动，少坐车，尽量保持左侧卧位，避免给胎宝宝造成供氧不足的紧迫状况。

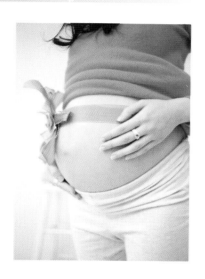

开始练习分娩辅助动作

进入孕晚期，分娩临近，准妈妈不妨经常做一些分娩的辅助动作，有助于减轻压力。

分娩能否顺利进行，很大程度取决于准妈妈是否懂得用力、休息、呼吸这 3 方面的方法，所以准妈妈的分娩辅助动作应该从这几方面来进行训练。

＊胸式呼吸：适用于分娩早期，可以稳定情绪、减轻疼痛

双手放在胸前，用鼻子呼吸，轻轻吸气，扩张胸廓，吸满气后，再缓缓呼出，保持吸气与呼气相等，每分钟呼吸 15 次左右。

＊腹式呼吸：适用于子宫收缩较强时

仰卧，双腿屈膝直立，深吸气，使腹部鼓起，吸满气后，慢慢呼出，腹部随之瘪下来，每分钟进行 15 次左右。

* 松弛法：适用于子宫收缩的间歇期

采取自觉舒适的侧卧位姿势，暗示自己放松精神、放松全身肌肉，这可以消除疲劳、稳定情绪、保持体力。

* 按摩与压迫法：适用于子宫收缩强烈时

1 双手四指并拢，以手掌置于下腹两侧，配合腹式呼吸，深吸气的同时，双手向内、上方推起。

2 呼气时，双手向下及侧方按摩，腰痛者，单手或双手握拳置于腰部痛处压迫。

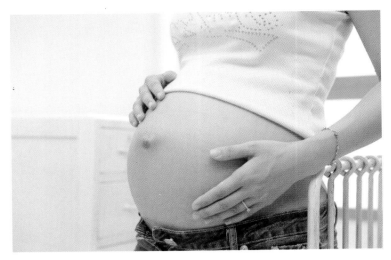

专家指导

如果已经被医生认为有早产可能，就一定不要练习分娩的辅助动作，以免发生意外。

 胎教时间

音乐胎教《杜鹃圆舞曲》

一年之计在于春，春天是一个充满了希望和朝气的季节，胎宝宝的到来无异于一个春天的开始。美妙的《杜鹃圆舞曲》就是一首春意盎然的曲子。

《杜鹃圆舞曲》模仿杜鹃鸣叫的音调，首先以轻快、活泼的节奏和清新、流畅的旋律，描绘了一幅生机盎然的景象，接下来仿佛杜鹃鸟灵活地在林中飞来飞去，一会儿在这个枝头跳跃，一会儿又在那个枝头高唱，为林中增添了浓浓春意。

准妈妈可以在早晨醒来后或是午间小憩后听一听这首《杜鹃圆舞曲》，会给接下来的时光带来一个充满朝气和活力的心情，能赶走进入孕晚期后的心理压力。

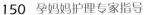

怀孕晚期老打呼噜是正常现象吗

在怀孕后期，随着胎宝宝的增大，腹压增加、膈肌上抬、准妈妈呼吸道阻力增加、肺含气容积减少、体重不断增加等因素，都会使呼吸负荷和耗氧量增加，就可能出现或加剧打呼噜，甚至会憋醒，一夜反复多次，影响睡眠和胎宝宝的发育，准妈妈千万不能忽视。

出现打呼噜的情况，准妈妈可以从以下几个方面进行改善：

1. 避免体重增长过快，正常情况下，孕晚期每周体重增加 0.5 千克，到足月分娩前，总体重增加 10~12 千克为宜。

2. 在饮食上，需注意膳食结构合理均衡，常吃富含维生素 A、维生素 C 及叶酸的蔬菜水果，尽量少吃或不吃高脂、高糖类食物。

3. 适量运动。除非医生建议，准妈妈还是可以坚持运动量较小的散步、简单的孕期体操，坚持盆底肌练习及呼吸练习，缓解打呼噜的症状。

4. 采取左侧卧睡姿。在孕晚期更要坚持左侧卧睡姿。如果腹部过大，可以用靠垫、枕头垫在腹部底下让自己更舒适。

孕晚期阴道分泌物增加许多正常吗

很多准妈妈都发现，进入孕晚期之后阴道的分泌物明显增多，这个是正常的现象。孕晚期分泌物特别多，主要是激素作用，通过润滑阴道使分娩更顺利，这也是自我保护的情况。

不过阴道分泌物增多会使菌群结构改变，产生细菌增生的场所，容易产生炎症。平时，准妈妈一定要注意清洁，一般用清水清洗阴道就可以了，不要用任何洗剂。

如果妈妈阴道有黄绿色的分泌物，或者是豆渣一样的分泌物，或者是有臭味、有痛的感觉，表示发生了炎症，要去医院进行检查。

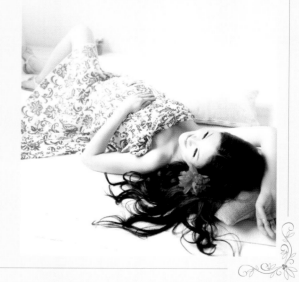

 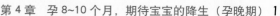

33 周
胎宝宝骨骼慢慢变硬

胎宝宝身体变得圆润

到了 33 周，胎宝宝的体重仍然在比较快速地增长，33~40 周这段时间，胎宝宝的体重增长总量大约比此前增加总量的一半还要多，是确确实实在冲刺了。皮下脂肪较前段时间大为增加，身体真正变得圆润。胎宝宝的生殖器发育也赶了上来，男胎的睾丸从腹腔降入了阴囊，当然也有的孩子选择在出生当天或者更晚一些时候才让睾丸进入阴囊；女胎的外阴唇已经明显隆起，左右紧贴，可以说胎宝宝的生殖器发育已接近成熟。

有的胎宝宝现在头发已经非常浓密，也有的胎宝宝头发比较稀少，不过这跟日后的发质没有必然联系，不必太在意。另外，胎宝宝的手指甲和脚趾甲长得盖住了手指头和脚指头，其尖端通常还没有超过手指头和脚指头。

在本周，性急的胎宝宝头部开始降入骨盆，不过大多数都要在 34 周以后才会有这样的举动，还需要耐心等待。

胎宝宝的体重在本周将达到 1800 克，从头到脚的身长值约 43 厘米。

准妈妈不规则宫缩次数增多

准妈妈的体重现在大约以每周 500 克的速度增长，增长的量大约有一半都来自于胎宝宝的体重增加。另外，因为胎头的逐渐下降，准妈妈的膀胱受到了较严重的压迫，所以准妈妈现在尿意频繁。准妈妈还会感到骨盆和耻骨联合处也酸疼不已，这是此处的肌肉和韧带变得松软导致的，韧带和肌肉的松软是为了将来能更顺利地分娩。还有，此时不规则的宫缩次数明显增多了，这是迫使胎宝宝胎头下降的手段。

准妈妈现在可能更懒于行动了，不过为了将来分娩有力，还是要坚持适当活动，锻炼肌肉和骨盆。

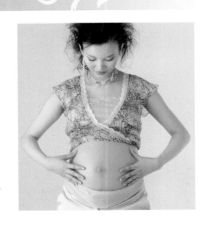

营养关注

两道补钙美食

* 番茄牛骨汤

功效：补钙、补充维生素

原料：牛骨 500 克，牛肉、土豆各 200 克，红萝卜、番茄各 100 克，黄豆 50 克，姜适量。

调料：精盐适量。

做法：

1 将牛骨斩成大块洗净，牛肉洗净切片，一起放入开水中氽烫后捞出；红萝卜、番茄、土豆去皮，切成块。

2 将牛骨、牛肉、黄豆、姜片放入炖锅加适量水大火烧开后转小火煮半小时。

3 再加入红萝卜、番茄、土豆煮至熟烂，加适量精盐调味即可。

* 骨菇汤

功效：补钙、增强抵抗力

原料：猪骨、乌鱼骨各 250 克，香菇 50 克，葱段、姜片各适量。

调料：盐适量。

做法：

1 香菇泡软、切半；猪骨、乌鱼骨洗净砸碎。

2 坐锅点火倒入水，放入猪骨、乌鱼骨，煮至开锅后撇去浮沫，煮至汤成乳白色。

3 在汤中加适量盐调味，将猪骨、乌鱼骨捞出，留汤备用。

4 将香菇、葱段、姜片一起放入骨头汤中，煮 15 分钟即可。

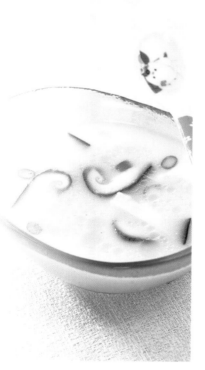

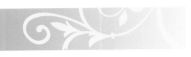

在孕晚期，子宫会自然压迫到妈妈的胃肠道，胃肠受到压迫，便会影响其中的内容物及气体的正常排解，从而引起腹胀。

腹胀会伴随食欲不振、便秘，以及因其对准妈妈造成心理压力而导致的不易入眠、作息失调等，准妈妈最好去医院检查一下腹胀的原因，排除一些危险情况，如果没有大碍，可以从日常起居上进行必要的改善和预防。

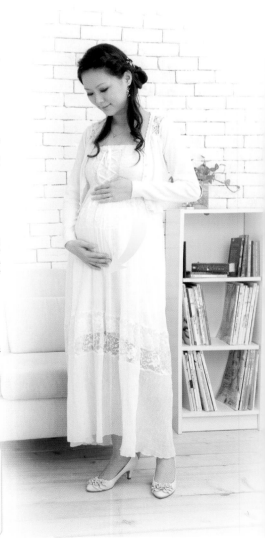

＊保持愉快轻松的心情

紧张和压力大的情绪，会造成体内气血循环不佳，放松心情对改善腹胀是有好处的。准妈妈可以多做些喜欢的事情，如看书、看电影、做简单的手工等。

＊保持适当运动

适当运动能促进肠蠕动，纾缓胀气情况，建议准妈妈于饭后30分钟出去散步，可帮助排便和排气，但不要激烈运动，散步半小时左右即可有较好的效果。

＊如果腹胀难受时，可采取简单的按摩方法舒缓

摩擦预热手掌后，采取顺时针方向从右上腹部开始，接着以左上、左下、右下的顺序循环按摩10~20圈，每天可进行2~3次。

专家指导

注意千万不要在用餐后就立刻运动或按摩，按摩力度不能大，并要避开腹部中央的子宫位置。

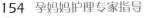
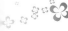

胎教时间

在暖暖的阳光下，和胎宝宝絮叨

趁着现在胎宝宝的情况比较稳定，准妈妈要记得到户外去沐浴一下阳光，在路上不妨跟胎宝宝絮叨絮叨你们近来的生活，可以适当地重复一下前些日子给胎宝宝讲过的生活趣事。接下来还可以跟他说说你们一家人现在的情况，比如现在他的发育情况、他还有多久就要降临人世、你最近都在和谁联系等。

晒晒太阳对于胎宝宝身体的发育是有益的，而且适当地冷、热环境刺激还能锻炼宝宝皮肤的适应能力。另外，在阳光下絮叨有家的温馨感觉，沉浸在对生活的回忆中会让你和宝宝感觉很美好。

做一些必要的防晒措施很重要，比如撑一把遮阳伞，或者穿一件遮阳效果好的衣服，也可以涂一点适合孕妇使用的防晒霜。如果累了，一定要就近休息，千万不要走得太远。

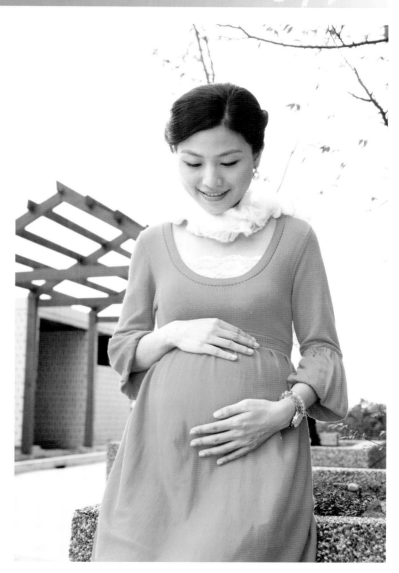

34 周
胎宝宝肺部发育已经很成熟

胎宝宝的胎位已经固定了

本周胎宝宝的体重可以达到 2300 克，而身高也将近 45 厘米。

进入孕 34 周，胎宝宝已经准备好了出生的姿势，头朝下的体位固定下来。大部分胎宝宝的头部已经下降入骨盆，紧压在子宫颈口，也有的胎宝宝会到分娩的时候才入盆。

现在，胎宝宝的身体骨骼已经变得结实起来，但是头骨现在还是比较柔软的，而且每块头骨之间还留有空间，这是为了在分娩时，头部可以顺利通过狭窄的产道而专门设计的。皮肤也不再是红而多皱的了。

胎宝宝的生命力在此时已经非常顽强，如果现在早产也能很好地存活下来，并且基本上不会有与早产相关的长期严重问题，所以准妈妈不需要再那么担心早产了。

准妈妈身体开始为分娩作准备

准妈妈骨盆和耻骨联合处的肌肉和韧带还在继续变松弛，而全身的关节和韧带也都开始变得松弛，外阴也变得柔软而肿胀，这些都是为分娩准备的。

准妈妈在此时可能腿脚会肿得更厉害，也都属正常，注意休息即可。但是准妈妈如果发现自己的脸或手也都突然肿胀起来了，就要及时看医生，及时发现并控制妊娠高血压。

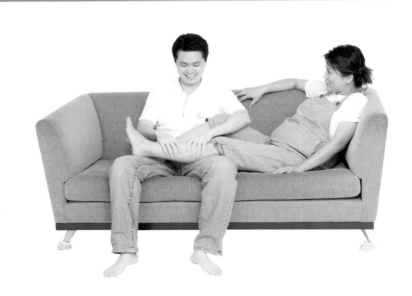

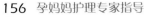
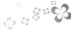

营养关注

两道补锌美食

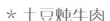

* 土豆炖牛肉

功效：健脾养胃、补锌补铁、提高免疫力

原料：牛肉 300 克，土豆 2 个。

调料：料酒 1 小匙，生抽、盐、姜片各适量。

做法：

1 将牛肉洗净，切成块；将土豆洗净，去皮，切成滚刀块。

2 土豆用清水浸泡备用；牛肉用开水烫一下捞出。

3 锅内加植物油烧热，放入牛肉炒至变色，下调料和清水，旺火烧开，撇去浮沫。

4 转用小火烧至牛肉八成烂，再放入土豆块继续炖，至土豆入味熟烂即可。

* 卷心菜蛤蜊汤

功效：补充叶酸、锌

原料：卷心菜、蛤蜊各 150 克，高汤 1 碗，葱丝、姜丝各适量。

调料：盐、香油各适量。

做法：

1 蛤蜊放入淡盐水中浸泡吐沙，然后冲洗干净，放入沸水中煮一下，捞出，用流水冲洗去泥沙；卷心菜洗净后切丝。

2 起锅热油，放葱丝、姜丝炝锅，下卷心菜煸炒，再加入适量的水煮开。

3 加入蛤蜊，煮至熟透后加适量盐和香油即可。

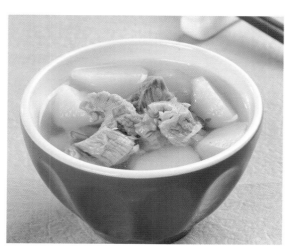

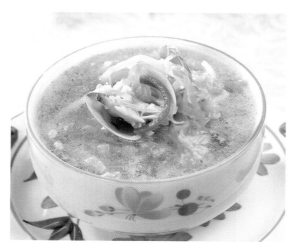

保健护理

注意细节，预防早产

早产的重点是预防：

1 坚持产检。产前监护越早、次数越多，发生早产的概率越小，产检可以发现和识别高危孕妇，如妊娠糖尿病、妊娠高血压等，并对危险情况进行系统的管理和预防，能有效避免早产。

2 杜绝吸烟、喝酒。它们不但会影响胎宝宝的健康，也是导致早产的原因之一。

3 避免生殖道感染。如果准妈妈生殖道被感染，细菌及其产生的毒素可以侵入绒毛膜羊膜，进而引发早产。所以，在孕中、晚期，准妈妈要加强外阴的卫生保健。

4 避免营养不良。若营养不良，尤其是贫血，发生早产的概率偏高，所以准妈妈要积极防治贫血，必要时请医生指导补充制剂。

5 保持良好的心情。准妈妈心情过于紧张、忧郁也容易引发早产。

警惕羊水早破

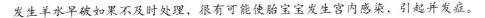

发生羊水早破如果不及时处理，很有可能使胎宝宝发生宫内感染，引起并发症。

＊ 预防羊水早破

1 注重卫生，避免生殖道病原微生物上行感染，避免引起胎膜炎症，使胎膜局部张力下降导致破裂。

2 在整个孕期要均衡营养，多吃含铜、维生素 C 和胶原蛋白的食物，以增加胎膜的韧性。

3 避免剧烈运动和过度劳累，禁止性生活。

4 坚持定期作产前检查，早日发现羊水过多等异常，避免胎膜早破的发生。

＊ 羊水早破不要过于慌张

1 立即躺下，用垫子把臀部抬高，防止胎宝宝的脐带脱垂。

2 注意保持外阴清洁，不能再洗澡，可以用干净的卫生巾垫在内裤上。

3 不管有无宫缩，有没有到预产期，一旦破水，马上去医院就诊。要注意，在去医院的途中也要保持臀部抬高的体位。

注意临产征兆

临产的征兆有很多，准妈妈可以仔细观察，不要忽略了。

1 落红：黏稠的分泌物中可能带着血，数量较少，印在卫生纸上可以有一个大拇指大小，呈粉红或暗红色，就是落红了。大约在落红1周或几十小时后，阵痛会开始。如果血量较大，及得上月经量，即使没有阵痛，也需要立即去医院，可能马上就要分娩了。

2 破水：当有一股无色、清澈、带有腥味的液体，持续且不自主地自阴道流出，就说明破水了，是羊膜破裂的表现，量可多可少。破水时一定要尽快入院待产。

3 小腹不适：胎宝宝入盆，准妈妈膀胱、直肠等组织的压力增大，所以小腹感觉坠胀，另外尿频、漏尿现象加重。

4 便意感：子宫收缩时，准妈妈的直肠受到较大压力，出现强烈便意。此时应深呼吸哈气，不要用力，尽速到医院检查，切勿用力上厕所。

5 肚子下降：肚子最高点下移，并且下方变得比较大。

6 大腿根部疼痛：临产前，为了方便胎宝宝通过，左右耻骨的连接部位会变得松弛，准妈妈会感觉到大腿根部疼痛。

7 分泌物增加：原本塞住子宫颈口的黏性分泌物，由于子宫颈变薄、变软、变大，不能再起到原有的作用了，就会流出阴道，所以临产前分泌物会较大量地增加。

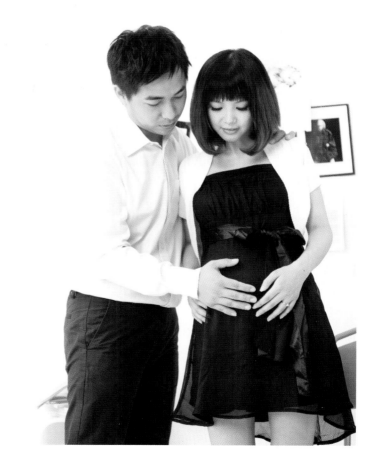

胎教时间

听美妙的音乐《月光》

月光是如水的灵物，德彪西的《月光》就是月光本身，一夜倾城。"动"是德彪西《月光》的精髓所在，在他的音乐里，月光如水般倾泻，缓缓流淌，充盈整个房间。

✳ 音乐家德彪西

德彪西（1862－1918），是法国浪漫主义作曲家中最著名的一位，在很多地方，他的油画像总会被挂在音乐教室的墙壁上。许多浪漫主义影视作品（比如岩井俊二的影片）也常常以他的作品作为背景音乐，其中《月光》就是他脍炙人口的代表作。

✳ 德彪西的《月光》

在柔美的月夜里，或者在你想要听音乐的任何时候，闭上眼睛，打开德彪西的这曲《月光》，让每一个音符在你的心里流淌。

这首钢琴小曲《月光》，描绘了月光的美丽与神秘，美丽的旋律暗示了对月光的印象，仿佛能让人看到月光闪烁的皎洁，把灵艳的月光泻洒下

的水一样的银辉展现得淋漓尽致，让人如同置身于晴朗而幽静的氛围之中。

想象心中的那片月色，这种美丽让你回味无穷，你的情感和这静谧的背景定会搭配得天衣无缝，而这样的美感也会通过你的感觉神经静静地感染着你腹中的胎宝宝。

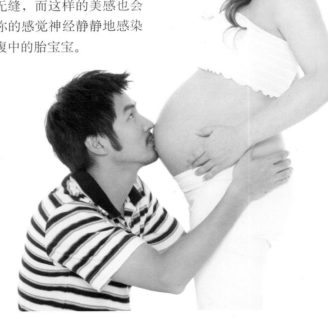

胎宝宝身高不变，体重继续增加

胎宝宝的身高基本上不会再有多少明显的变化，只是体重仍然会继续增加，甚至每天都有平均28克的增加量。算一算，胎宝宝现在的身体是当初胎芽体积的1000倍，真是一个惊人的成长过程。

胎宝宝的指甲生长速度有点快，快要超过指尖了。手肘和膝盖处开始凹了进去，并在手腕和颈部四周形成褶皱，越来越完美了。胎毛仍然在继续脱落，胎脂也开始脱落，脱落的胎毛、胎脂都会被胎宝宝吞咽，最后形成胎便积聚在肠道

里，出生后排出。

胎宝宝的中枢神经系统接近成熟，因此反应更灵敏，在熟睡状态下很容易被惊醒。如果模仿小孩子的语气和声音跟他说话，更能引起他的注意。肾脏也发育完全了，他不断地吞咽羊水，然后经过肾脏形成尿液排泄到羊水中，尿液再通过准妈妈的代谢系统代谢出体外。

在35周时，胎宝宝的体重已经有2300~2500克了，增加值非常明显，头到脚为45~50厘米。到了36周，胎宝宝大约已有2800克重，身

长为46~50厘米。

现在医生可以通过B超或触摸估计出胎宝宝的体重，不过这个并不是最终的体重，接下来的4周时间，胎宝宝体重还会有相当程度的增加。

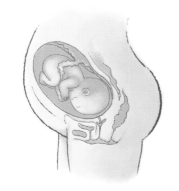

准妈妈临产感觉越来越明显

因为胎宝宝的迅速增大和逐渐下降，准妈妈现在即将临产的感觉越来越明显了，觉得腹坠腰酸，骨盆后部附近的肌肉和韧带变得麻木，甚至有一

种牵拉式的疼痛，因此准妈妈的行动变得更为艰难。

日益临近的分娩让准妈妈很容易忐忑不安或是有些紧张。准妈妈可以和自己的妈妈、

准爸爸或者亲近的朋友聊聊你的感受，这样可以缓解压力，并且可以从过来人那里获得一些对付这些情况的经验。

营养关注

增加蛋白质的摄入

孕晚期准妈妈每天摄入的蛋白质应该比孕前多20~25克，达到每日摄入80~90克，如果工作体力消耗较大，最好要达到95克，其中动物性蛋白质占到总量的2/3。

到了孕晚期，胎宝宝的大脑神经细胞迅速增殖，很需要蛋白质的支持，同时胎宝宝会在自己体内也储存一些蛋白质，所以准妈妈仍然要坚持摄入优质蛋白质，而且要在量上有所增加。

此时补充充足的蛋白质有很多的好处，可以帮助妈妈经受住分娩过程中巨大的体能消耗，降低难产概率，并减少孕期贫血、营养缺乏性水肿及妊娠高血压征的发生，在产后的乳汁分泌也比较有保障。如果蛋白质补充不足，胎宝宝的体格和中枢神经系统都会受影响，成人后脑细胞数量会比正常人少，智力比较低下。

进餐时心情要放松

孕晚期压力大，准妈妈要时时刻刻提醒自己放松，即使就餐时也需要保持好心情。进餐时保持好心情可以让身体新陈代谢速度更快，消化器官发挥最佳功能。身体舒畅，进而可以带动精神愉快。

准妈妈如果习惯在餐桌上聊天、讨论，这时候最好找些积极、轻松的话题，工作中的难题、紧张的人际关系最好不要拿到餐桌上来谈论，以免影响好心情。工作的事就放到工作时间去解决。如果对准爸爸有什么不满，也不要在餐桌上抱怨，如果争执起来，肯定会影响食欲和消化，即使没有争执，进餐的兴致也早已缺缺。

总之，走向餐桌的时候，要调整自己的情绪，赶走不愉快，尽量让自己在进餐时处于快乐、积极的状态中。

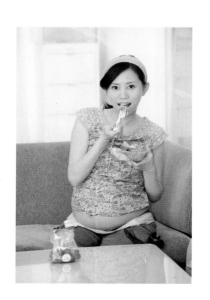

不要因为身体水肿拒绝饮水

　　这时准妈妈可能会发现自己的脚、脸、手都有些水肿，脚踝部更是肿得厉害，特别是在温暖的季节或是在每天的傍晚，肿胀程度会有所加重。很多准妈妈因为害怕水肿，就不敢饮水。

　　事实上，即使如此，这时也不要限制水分的摄入量，因为准妈妈和胎宝宝都需要大量的水分。相反，令人惊奇的是，摄入的水分越多，反而越能帮助你排出体内的水分。你每天需要摄入6~8杯水，其中，包括富含维生素的鲜榨果汁和粥类。

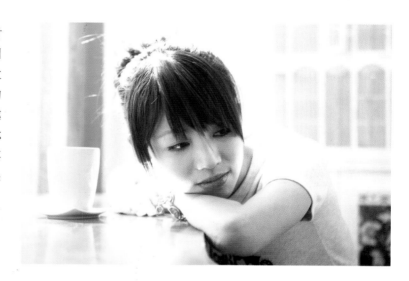

生活起居要更小心

　　这时准妈妈的肚子已相当沉重，肚子大得连肚脐都膨突出来，起居坐卧颇为费力。这时上下楼梯和洗澡时一定要注意安全，防止滑倒。做家务时也一定要注意动作轻缓，不要过猛，尽量不要做弯腰和下蹲的动作，更不能做有危险的攀高动作。最好不要一个人出门购物，凡事都应让准爸爸给予帮助。

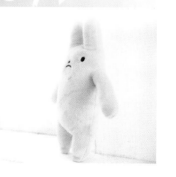

教胎宝宝认识苹果

苹果家族有很多的成员，按颜色来分有红的、黄的、绿的，按名字来分就更是丰富了，红富士、嘎啦、红将军、乔纳金、红星、秦冠、黄元帅、黄香蕉等五花八门。

在脑海中想象一下，苹果是什么样子的，然后在纸上画出来，如果家里有苹果，也可挑一个摆在眼前，然后通过你的意念告诉胎宝宝它长什么样。

还可以唱唱有关苹果的儿歌、讲讲苹果的故事等。

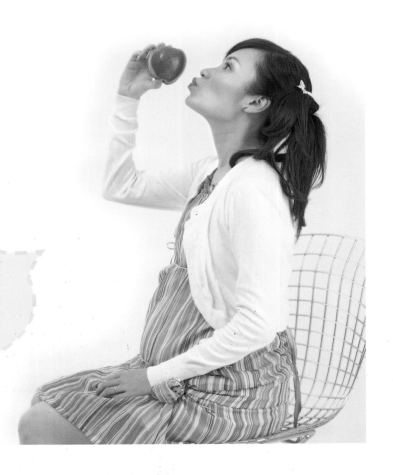

我是一个大苹果，
小朋友们都爱我，
请你先去洗洗手，
要是手脏别碰我。

专家连线

分娩时，胎宝宝会有很痛的感觉吗

是的，胎宝宝也有分娩之痛，他在分娩中经历的东西要比准妈妈更复杂、更难以适应。

1. 宫缩开始后，胎宝宝能感觉到强劲的力道把自己向外推挤，此时他会产生深深的恐惧感。

2. 准妈妈在分娩时的紧张、烦躁的感觉会改变体内激素环境，影响胎宝宝的情绪，使他变得惊恐不安。所以此时准妈妈要想尽办法让自己安静，停止抱怨，放松身体，用期盼、快乐的心情等待孩子的到来。

3. 准妈妈在阵痛时的大喊大叫，胎宝宝是可以听到的，这也会让他不安，所以准妈妈还是尽量少喊叫。

4. 胎宝宝娩出后，生活环境从温暖的子宫变成较低的室温，周围明亮的光线、幢幢的人影、嘈杂的声音等对他来说都是陌生的，这会大大增加他的不安全感，所以妈妈要尽可能早地抱抱孩子。

在分娩时准妈妈所承受的痛苦可能还不及胎宝宝，如果准妈妈心生害怕，逃避不敢面对，胎宝宝的痛苦会更甚，所以，准妈妈一定要坚强一点，让宝宝顺利娩出。

准妈妈乳房开始漏奶是正常现象吗

进入孕晚期，有的准妈妈的乳房有时会溢出乳汁，甚至会打湿衣服。这是因为乳房正在努力进入到工作状态，为不久之后的哺乳作准备，是正常的生理现象，准妈妈加强日常保健即可。

1. 坚持护理乳房。准妈妈可以继续用热毛巾热敷乳房，但避免大力按摩，以免加剧漏奶。

2. 戴上哺乳胸罩。现在你可以选购一款合适的哺乳胸罩，将乳房高高托起，乳头的位置不低于水平，让你更舒适，还可以减轻漏奶现象。

3. 为了避免尴尬，你可以事先准备些干净毛巾带在身边，以备擦拭或防衣物打湿。也可以在胸罩内放置一小片棉质乳垫。

4. 如果漏奶严重，或者奶汁颜色、味道异常，可以去医院咨询医生，请医生帮你判断是否存在问题。

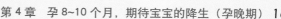

37~38 周
胎宝宝头部逐渐入盆

胎脂脱落，身体变得光滑

此时应该庆祝一下，胎宝宝是个足月儿了，这意味着孩子随时可能出生，母子相见的一刻已经进入倒计时。现在去做孕检，医生每次都会关注胎宝宝是否入盆，如果没有入盆还需要估计一下入盆时间。另外，胎位也是医生关注的对象，如果胎位仍然不是正常的头位，改变的概率已经不大了，要作好剖宫产的准备。

现在，覆盖在胎宝宝身上的胎毛和胎脂快要脱落完了，身体显得光滑。胎宝宝的头发呈现出了不同的个性，有的已经很长，达到1~3厘米，有的却还是个小光头，有的则会遗传准父母的头发特质，形成自来卷。

胎宝宝在这最后的时刻也会坚持不停歇地增长，速度很快，在孕37周时，可达到3000克左右，到了38周则有3200克了，孕37周时的身长为51厘米，到38周就会达到52厘米。

准妈妈小腹坠胀感更明显

这时，胎宝宝在母体中的位置不断下降，所以准妈妈小腹坠胀的感觉更加明显，不规则宫缩频率也增加。另外，准妈妈尿频现象再次严重，频繁上厕所，阴道分泌物也更加多。准妈妈现在的心情是既紧张又焦急，既盼望宝宝早日降生，又对分娩的痛苦感觉恐惧。此时准妈妈要保持适当活动，并注意充分休息。另外，要密切关注自己身体的变化，及时发现临产征兆，准备随时入院，迎接宝宝到来。

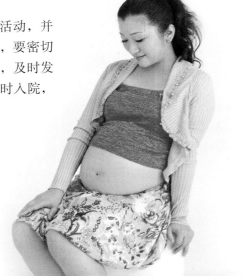

营养关注

为分娩储备能量

分娩需要能量，如果能量储备不足，很容易宫缩无力、产力低下，迫不得已时，需要借助助产工具或者施行剖宫产手术才能完成分娩。为避免这种情况出现，准妈妈在怀孕最后一个月，一定要合理安排饮食，为分娩储备些能量。提供能量的主要物质是蛋白质和碳水化合物，所以准妈妈的饮食里要包括足够的碳水化合物和蛋白质。

储备能量不代表可以无限制地多吃，在这个时期如果摄入过量的热量，很容易出现巨大儿，造成难产。碳水化合物每天不要超过500克，蛋白质尽量优质，鸡蛋、牛奶、瘦肉、鱼类、豆制品都可以适当食用，蛋白质总摄入量最好不超过100克。

有助于缓解临产焦虑情绪的营养素

有的物质可以放松精神，含有这些物质的食物准妈妈留意下，精神紧张时食用一些。

1 色氨酸：色氨酸进入人体生成 5－羟色胺，对大脑有镇静作用。含有色氨酸的食物有奶制品、鸡肉、牛肉、蛋类、鱼类、坚果类等。

2 B 族维生素：B 族维生素可以调整内分泌系统、平静情绪。含有 B 族维生素的食物有酵母、深绿色蔬菜、低脂牛奶以及豆类等。

3 钙：钙是天然的神经稳定剂，能够松弛紧张的神经、稳定情绪，牛奶、豆腐都有这样的功效。

4 镁：镁可以让肌肉放松，并规律心跳、稳定不安情绪，香蕉、豆类食品、洋芋、菠菜、葡萄干都含有较丰富的镁。

5 维生素 C：维生素 C 可以协助制造肾上腺皮质素对抗精神压力，樱桃、柠檬、哈密瓜、葡萄等都是高维生素 C 食物。

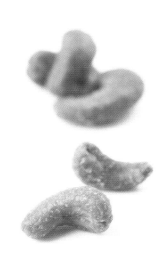

开始每周做一次产检

进入孕期最后一个月，也进入了各种妊娠并发症的高发期，而胎宝宝在宫内的状况也比较多变，所以产检安排得比较密集，每周都要做一次。

这时最主要的任务是密切监视胎宝宝在宫内的状况，包括胎心监护、胎位检查等。如果发现胎宝宝宫内窘迫等异常，医生会要求准妈妈及时终止妊娠。

之前检查骨盆有异常的准妈妈在这一阶段还会进行骨盆的复查。如果骨盆一直为漏斗骨盆，可能无法自然分娩，需要准备剖宫产。

另外，出现了较严重的妊娠综合征症状的准妈妈，如果继续妊娠风险较大的，医生可能会建议引产，以确保母子平安。

另外，这段时间一般都会再安排一次 B 超检查，B 超可以让医生更加明了最终的分娩时间。

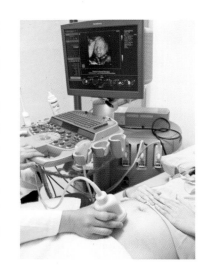

什么时候入院比较好

晚入院有危险，但也不能太早入院，如果住院时间太长，准妈妈心理压力大，容易精神紧张。医生建议出现临产征兆后，尤其是当阵痛很规律的时候再入院是比较稳妥的做法。但当预产期已过，而临产征兆却迟迟没有出现，也不能继续等待，以免发生过期妊娠。可以在预产期后 2~3 天作检查，根据医生建议决定入院与否。

有以下情况的准妈妈需要提前入院。

1 如果准妈妈患有心脏病、肺结核、高血压、重度贫血等，应提前住院，由医生周密监护。

2 骨盆及产道有明显异常，不能经阴道分娩的准妈妈或者胎位不正，如臀位、横位以及多胎妊娠，可选择一个适合的时机入院进行剖宫产。

3 中、重度妊娠高血压综合征，或突然出现头痛、眼花、恶心呕吐、胸闷或抽搐，应立即住院，控制病情，病情稳定后适时分娩。

4 有急产史的准妈妈，应提前入院，以防再次出现急产。

胎教时间

欣赏年画《骑着鲤鱼的孩童》

年画是中华民族祈福迎新的一种民间工艺品，承载着人们对未来的美好憧憬。每逢过农历新年时，人们都会买几张来贴在家里，气氛也因此更加欢乐热闹。

这幅《骑着鲤鱼的孩童》年画线条单纯、色彩鲜明、气氛热烈愉快，画中的鲤鱼象征"年年有余"，可爱的胖娃娃骑在鲤鱼身上，整个画面给人一个喜庆和欢欣的感觉，让你不自觉地愉悦，并将这种愉悦的情绪传达给腹中的宝宝。

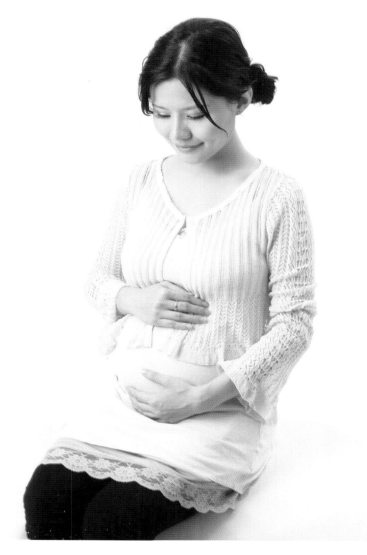

39~40 周
是一个鲜活的小生命了

胎宝宝向下运动

胎宝宝的身体现在作好了一切的出生准备，他已经不再像以前那么热衷于挥拳、踢腿的运动了，转而变成集中精力向下运动，压迫妈妈的子宫颈，想把头伸到这个世界上来。

胎宝宝运动减少，体重却在不断增加，增多的主要是脂肪，这些脂肪将在他出生后帮忙调节体温。

此时，羊水逐渐由透明变成乳白色，胎盘的功能逐渐退化。大多数的胎宝宝都是在孕40 周出生，但是能够准时在预产期出生的胎宝宝却非常少，大约只有5%，其他的都在预产期的前两周或后两周出生。如果过了预产期两周还没有分娩迹象，就属于过期妊娠，医生会建议终止妊娠，采取催产手段或施行剖宫产让胎宝宝娩出。

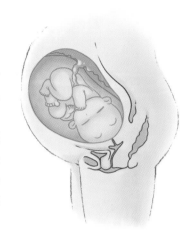

准妈妈安静待产

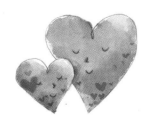

对于大多数准妈妈来说，接下来就只是耐心地等待了。然而，越临近分娩，准妈妈就会越觉得日子漫长，处于紧张的战备状态，心神不宁。

这时，建议准父母好好享受一下最后的二人世界，一起待在家里听听音乐、看看影碟，尽量放松精神，这样的日子也许就要暂时和你们告别了。

在等待分娩时，准妈妈要坚持数胎动确定宝宝的安全，并仔细观察自己的身体变化，再将整个身心放轻松，可以缓解焦虑情绪。

产前可以吃些高能量的食物

据有关研究表明，一次分娩消耗的热量是 2.6 万焦耳，相当于跑完 1 万米所需要的能量。这些能量必须在产程中实时、及时补充，才能使分娩顺利。

＊提升产力的巧克力

在所有高能量的食物中，营养学家首推巧克力作为"助产力士"。每 100 克巧克力中含有碳水化合物 50 多克、蛋白质 15 克，可以释放出大量的能量，而且其中的碳水化合物吸收利用的速度特别快，所以准妈妈在待产时可以适当吃些巧克力。越纯的巧克力越有效。

＊可以帮助提升产力的其他食物

还有很多食物也可以提供较高能量，可以搭配食用。

1 蛋糕、甜味孕妇奶粉等甜食，含糖量较高，也可以较快速地释放出较高能量，可以适当食用。

2 容易消化的高能量食品，如粥、米汤、小馒头、面包片、煮鸡蛋等可以相对持续地提供能量。这些食物食用方便，可以在阵痛的间隙吃。

专家指导

买巧克力时，要注意其构成成分，如果含有代可可脂，说明不是纯巧克力，补充能量的效果不是很好，要买尽量买纯的。

分娩时抓住机会进食

第一产程、第二产程能量消耗都很大，应该抓住机会进食。

在第一产程的前半段，宫缩间隙比较长，阵痛也比较轻，这时候可以正常进食；第一产程后半段，宫缩时间间隔变短，宫缩强度已经难以忍受，就只能在两次宫缩之间进食。

进入第二产程后，虽然仍然可以进食，但是不宜大量进食，只可以在阵痛的间隙一口两口地吃，另外在医生或助产士操作的时候，需要自己用力，不宜再进食。第三产程时间较短，能量消耗很小，准妈妈通常也不需要再吃什么东西。

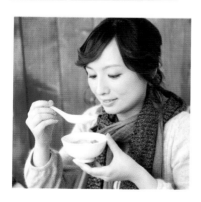

待产时可以做的运动

＊待产时可以做的运动

阵痛开始了，准妈妈不必躺在床上忍耐，仍可以做些锻炼，以下几种方法可以减轻疼痛，加速产程：

1 床上前倾身体：如果准妈妈正在做胎心监护或者被医生要求卧床时，不能随便运动，可以跪在床上，让准爸爸背对着自己坐下，准妈妈将身体前倾，趴靠在准爸爸身上。

2 散步：身体直立的情况下，能使更充足的血液流向胎盘，为胎宝宝提供更多的氧气，降低他在分娩过程中发生窒息的危险，有助于产程顺利。散步时要有家人陪护，不要离开病房太远，可以多到窗口等空气流通较好的地方停留一会儿。

3 压腿：将一只脚稍微抬高，放在比较稳固的椅子、床或者台阶上，上身前倾形成压腿的姿势，阵痛来临时摇摆臀部。这样可以使骨盆打开，给胎宝宝更宽敞的下降空间，可以加快产程。

4 伸懒腰：跪在地板上或者床上，双手和膝盖撑地，腰部反复拱起再放平，宫缩时摇晃臀部。这个动作能让胎宝宝十分舒服，因为此时他的压力最小。

5 跪趴：在床上放一个枕头，床边地上放一个垫子，跪在垫子上，头部随意趴靠在枕头上，宫缩开始后摇晃臀部。这样做可以有效地利用重力作用，加速产程。

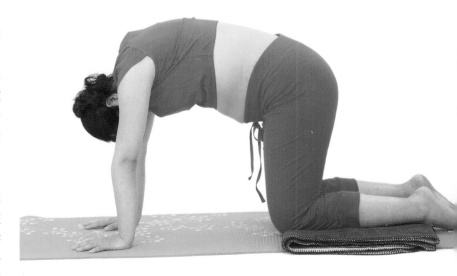

胎教时间

宝宝出生后要巩固胎教成果

接受过胎教的宝宝已经作好了学习和认知的准备，如果你能够给宝宝巩固胎儿期的胎教成果，坚持给宝宝复习以前的胎教内容，这将对宝宝的发育带来有益的影响。

要相信，宝宝现在可以对你教给他的知识作出反应，如果你耐心地教他学习，他会很认真地听你讲。因此，准妈妈和准爸爸应坚持给他讲故事，教他认识字母、数字、汉字，教他认识各种各样的小动物等，复习一下此前学过的内容。

在学习的时候，不妨将以前的道具拿出来，比如闪光卡片、积木、你做的布书等，宝宝对这些东西也许非常熟悉，他会喜欢的。

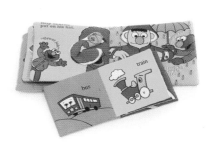

用胎教来缓解分娩恐惧

胎宝宝还没有降生，胎教的任务也就没有完成，准妈妈不妨在与胎儿的互动中找到自信，借此消除对分娩的恐惧感。

＊多和胎宝宝说话

准妈妈可以多和胎宝宝说说自己心里的话，包括准妈妈自己的快乐和烦恼，也可以一家人一起交流，这能让感情脆弱的准妈妈有更好的心灵支持，克服对分娩的恐惧。

＊多做些喜欢的胎教项目

在最后一个月里，准妈妈可以给胎宝宝巩固以前的任何一种胎教，只要是自己喜欢的就好，这能让准妈妈高兴，使情绪更好。

专家指导

怀孕最后一个月，准妈妈随时都可能临盆，子宫也越来越大，所以进行胎教时，不要长时间躺着，以免增大的子宫压迫下腔静脉，导致胎儿缺氧，最好半卧在沙发或躺椅上。

阵痛开始了，突然想上卫生间，怎么办

这个时候应先和医生打招呼，取得医生的同意。

想要用力分娩的感觉与想要大便的感觉是非常相似的，不和任何人打招呼，独自去卫生间，结果子宫口大开，胎儿的头部都露出来，甚至一下将孩子生出来的情况都是发生过的。如果医生检查后发现你的子宫口已经开始张开了，就不会让你去卫生间了。

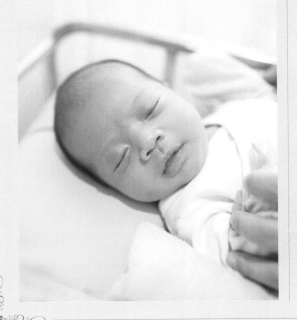

要不要为宝宝保存脐带血

脐带血是胎宝宝娩出、脐带结扎并离断后残留在胎盘和脐带中的血液，可用于造血干细胞移植，治疗多种疾病。如果经济条件允许，可以考虑为宝宝保存脐带血，当确定要保管后，需提前与脐带血库进行联络，签署一份《脐带血冻存保管协议》，留下联系方式，并在住院后第一时间通知脐带血库，告知所在医院，给宝宝留一份健康保障。

胎心监护结果不满意，需要作缩宫素激惹试验，安全吗

此项检查是使用低浓度的催产素诱发宫缩，通过胎心监护了解胎心在宫缩时的变化情况，能够比较有效地发现胎宝宝隐藏着的严重问题。总体来说，这项试验的安全系数还是比较高的，因此而发生灾难性后果的概率要远远小于没有发现胎宝宝宫内窘迫的危害。

为什么新生宝宝会不好看

由于产道的挤压，新生儿头部通常都会有暂时的畸形，还可能肤色不匀。事实上，刚出生的宝宝大多都不太上相，一段时间后就会回复到正常，这些都是正常的，不必过于担忧。

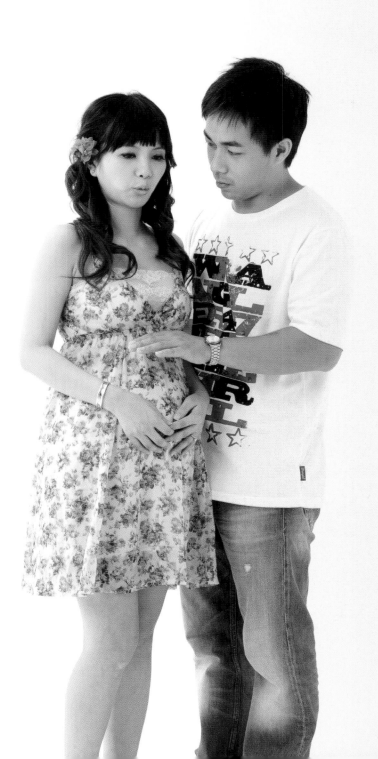

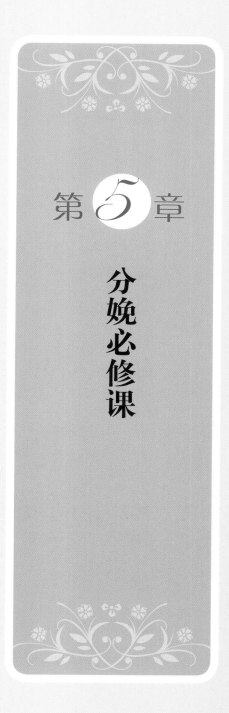

第5章

分娩必修课

了解分娩的三大产程

分娩的第一产程

第一产程，为 10~12 小时，在这个产程，身体会经历如下变化：

1 产道变软。妊娠期子宫口一直紧闭着，开始分娩时，子宫颈会变软使胎宝宝通过。子宫口开始缓缓张开，羊水和黏液会起到润滑作用，帮助胎宝宝通过产道。

2 子宫开始缓缓收缩。分娩开始后，子宫自动开始收缩，加大子宫内的压力，挤压子宫口，使子宫颈扩大，使胎宝宝往下滑。

3 子宫口持续张开。阵痛开始，子宫口开始张开，开到 1 厘米左右后会停止一段时间，然后以每次 2~3 厘米的速度缓缓张开，最后开到 10 厘米，以使胎宝宝的头部通过。

✳ 准妈妈怎么配合

因产程时间较长，准妈妈的情绪波动也大，往往因为疼痛、精神紧张，而不能很好地进食和休息。由于疲劳、脱水，甚至发生呕吐、肠管胀气等，从而引起产程延长，子宫内胎宝宝易受损害。因此，准妈妈在第一产程中应当打消顾虑，不要紧张，全身放松。注意吃好，多吃些热量高的食物；喝好，补足水分，补充营养，备足后劲；休息好，以保持充沛的精力，和医务人员密切配合。如胎膜未破，准妈妈可在室内活动、行走；若胎膜已破，应立刻卧床待产，以防脐带脱出。

如准妈妈宫缩时感到疼痛，可采取一些辅助动作，如深呼吸，用两手轻揉下腹，腰骶部胀痛较重时用手或拳头压迫胀痛处到缓解为止。千万不要憋气来减少痛苦，若憋气时间长了，会危及胎宝宝的生命。另外膀胱里有尿会影响分娩，所以准妈妈有尿时要立即排尿，千万不要憋尿。

专家指导

这一阶段准妈妈要保持安静，尽量忍住疼痛，不要大喊大叫白白消耗体力，可运用之前练习的呼吸方法缓解阵痛，或者接受亲人的安慰、聊聊天、听听音乐、想象胎宝宝的样子来转移注意力。如果把体力提前消耗掉，反而会减缓产程，疼痛也会变本加厉。

分娩的第二产程

第二产程是胎儿娩出期，从子宫颈口开全到胎宝宝娩出。初产妇需1~2个小时，经产妇在1个小时以内，有的仅数分钟。

第二产程会经历以下过程：

1 羊水破裂。子宫口开始张开时，羊水破裂，此时会感觉有股温暖的液体从阴道流出。阵痛时会有排便的感觉。

2 阵痛持续来临。阵痛时，应根据医生的口令，进行呼吸和用力。如何正确有效地用力，是顺利生产的关键。

3 胎宝宝出生。第二产程的阵痛来势凶猛，准妈妈因体力消耗极大，容易陷入昏迷状态，应努力保持清醒。胎宝宝头部娩出后，不应继续向腹部用力，而应短促地呼吸，使胎宝宝自然娩出。

4 剪断脐带。胎宝宝出生后，用医用钳剪断连接胎宝宝和胎盘的生命线——脐带。

＊准妈妈怎么配合

由于宫缩变得频繁和腹压的增加，使产力大为增强。但待宫口全开、阴道口充分撑开时，宫缩疼痛减轻。准妈妈将感到有一个很大的东西堵在那里，这就是即将分娩的状态，此时一定要施加腹压。但是，在胎头即将娩出的那一刹那，不可用尽全力，以免造成会阴撕裂或损伤。应张开嘴哈气，使会阴肌肉充分扩张，再让胎头慢慢娩出。

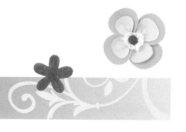

分娩的第三产程

第三产程是胎盘娩出期，从胎宝宝娩出到胎盘娩出需5~15分钟，一般不超过30分钟。

胎宝宝娩出后，宫缩会有短暂的停歇，准妈妈会一下感到轻松。大约相隔10分钟，又会出现宫缩，将胎盘及羊膜排出，整个分娩过程宣告结束。这个过程需要5~15分钟，一般不会超过30分钟。

＊准妈妈怎么配合

在胎盘娩出前，准妈妈不要用手摸肚子。如果用手摸或按一下腹部，子宫受刺激会提前收缩，很容易引起子宫闭合，胎盘滞留，造成大出血。

胎盘待宝宝生下来大约10分钟才娩出，这时医生会告诉准妈妈轻轻用力。在医生帮助下，胎盘、胎胞和脐带同时娩出，胎盘娩出时又会出现微弱的阵痛并有少量出血。

选择适合自己的生产方式

自然分娩

在选择分娩方式前，医院会对你作详细的全身检查和产妇检查，检查胎位是否正常、估计分娩时胎儿有多大、测量骨盆大小是否正常等。如果一切正常，你就可以采取自然分娩的方式；如果有问题，医生会建议你采取剖宫产。自然分娩时，你可根据自己的需要来决定是否选择无痛分娩。

身体健康状况良好的准妈妈，医生一般建议选用自然分娩的方式进行生产。

＊自然分娩的优势

1 分娩时腹部的阵痛可使准妈妈的垂体分泌一种叫催产素的激素，这种激素不但能促进产程的进展，还能促进准妈妈产后乳汁的分泌，甚至在促进母子感情中也能起到一定的作用。

2 临产时随着子宫有节律的收缩，胎宝宝的胸廓受到节律性的收缩，这种节律性的变化，使胎宝宝的肺迅速产生一种叫做肺泡表面活性物质的磷脂，因此出生后的宝宝，其肺泡弹力足，容易扩张，能很快建立自主呼吸。

3 在阴道自然分娩过程中，胎宝宝有一种类似于"获

能"的过程。自然分娩的宝宝能从母体获得一种免疫球蛋白IgG，出生后机体抵抗力增强，不易患传染性疾病。

4 在分娩时，胎宝宝由于受到阴道的挤压，呼吸道里的黏液和水分都被挤压出来，因此，出生后患有"新生儿吸入性肺炎"、"新生儿湿肺"的相对减少。从阴道自然分娩的胎宝宝经过主动参与一系列适应性转动，其皮肤及末梢神经的敏感性较强，为日后身心协调发育打下了良好的基础。通过阴道分娩的胎宝宝，由于大脑受到阴道挤压而对宝宝今后的智力发育有好处。

＊自然分娩的劣势

1 自然分娩极其考验准妈妈的耐力和意志力，甚至因为精力耗尽而无法坚持。而且

这种方式不能及时避免胎宝宝在宫内的一些危险，例如脐带打结、绕颈等。如果在生产后护理不当，准妈妈还可能发生阴道松弛、阴道裂伤或感染的情况。

2 自然分娩过程中，如果遇到生产不顺利、胎宝宝出现异常时，常会采用胎头吸引术和产钳术等医疗措施来干预。

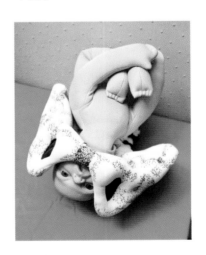

* 剖宫产准妈妈的产前准备方案

1 如果没有特殊情况，医生通常会安排准妈妈在37~38周之间生产，如果要特别选定日子生产，应提前告知医生，同时请医生评估是否合适，一般由医生提出他方便的手术时间，准妈妈再从中选择合适的时间。

2 在等待手术的时间段里，最好避免太过劳累或紧张，以防提早破水或早产，而造成须紧急手术的状况。

3 确定手术时间后，事先将待产时的用品及产后需要的用品都准备好，可在预定剖宫产的前一天和医院或医生联系确定，在预定的时间到医院待产。

4 实施剖宫产前一天，晚饭一定要清淡，此后应该不要再吃东西了，以保证肠道清洁，减少术中感染，术前6~8小时不要再喝水，以避免麻醉时出现呕吐症状。

5 手术前注意休息，作好自身清洁，训练床上排尿的习惯以防术后出现尿潴留，注意保持身体健康，不要患上呼吸道感染等发热的疾病。

* 剖宫产准妈妈如何与医生配合

剖宫产手术大多采用局部麻醉，少数需要做全身麻醉（如心脏病、心功能不全、极度恐惧、紧张者）。局部麻醉进行的剖宫产要注意与医生的配合。

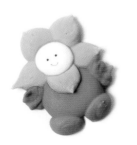

* 剖宫产的过程和感受

第一步：消毒。医生会轻擦你的腹部，并用消毒液清洗阴部。

第二步：麻醉。麻醉外阴或者脊椎，都是麻醉下半身，准妈妈仍然是清醒的。如果情况有些复杂，医生还可能采取全身麻醉的方式。

第三步：做切口。麻醉药起效果，医生会在你的下腹部切一开口，刚好在阴毛线上面。准妈妈若此时是清醒的，可以感受到被"切开"的感觉，但不会感觉疼痛。随后会在子宫上做第二个切口，羊膜囊被打开。如果羊膜囊还没有破裂，会吸出液体。你可能会听到汩汩或哗哗的液体流动声。

第四步：取出宝宝。在助手挤压产妇子宫时，医生会用手或接生钳将宝宝抱出来。宝宝被抱出来后，医生会剪断脐带，然后将胎盘拿出。

第五步：缝合伤口等后续工作。医生在检查你的生殖器后，对伤口进行缝合。随后，医生会通过肌肉或静脉，给你注射一剂催产素，帮助子宫收缩和抑制流血。

＊准妈妈需要做的事情

1 为医生提供准确的信息。

在局部麻醉下进行剖宫产手术时，医生或护士一般在术中都要问你一些问题及自身的感受。你要清楚、认真、如实反映真实的感受，不能因怕疼而夸大感受，也不能因紧张而答非所问，因为你提供的信息决定着医生对病情和用药量的判定，若信息不正确，会影响到手术的顺利进行。

2 在医生的指导下做动作。

你躺在产床上时，医生会指导你做深呼吸、屏气等动作，你一定要按医生的嘱咐去做，不能敷衍或因怕疼而不做。

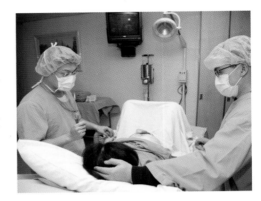

无痛分娩

无痛分娩在医学上称为分娩镇痛。它是利用药物麻醉及其他的方法来减少或解除准妈妈的痛苦。

无痛分娩是既止痛又不影响产程进展的一种分娩方式。对疼痛很敏感、精神高度紧张，或患有某种并发症的准妈妈，就可以考虑选择这种方式。

无痛分娩确切地说是分娩镇痛，硬膜外阻滞感觉神经这种镇痛方法是目前采用得最广泛的一种无痛分娩方式。这种无痛分娩的全过程跟自然分娩的全过程基本一致，只是在子宫口开到3~4厘米时放入硬膜外麻醉，使其持续少量地释放，只阻断较粗的感觉神经，不阻断运动神经，从而影响感觉神经对痛觉的传递，最大限度地减轻疼痛。如果已经决定采用无痛分娩，应早些向医护人员说明，经医生检查后决定能否使用。

专家指导

分娩时吸入笑气也可减轻疼痛。所谓的笑气是由50%的氧化亚氮和50%的氧气混合而成，带有甘甜味，准妈妈吸入可以起到镇痛作用。笑气对母体无害，在体内代谢得很快，吸入笑气后，数十秒即可产生镇痛作用，停止数分钟后，作用消失，还能让准妈妈保持清醒状态，很好地配合医生。

会阴侧切

阴唇和肛门之间的部位就是会阴。通常情况下，会阴只有 2~3 厘米长，但生产时，由于激素的作用，会阴将会拉伸至约 10 厘米长。初次分娩时，拉伸会阴是相对困难的。为了使胎宝宝顺利出生，并防止你的会阴撕裂，保护盆底肌肉，医生通常会在分娩过程中在你的会阴部做一斜形切口，这是顺产当中一个极小的手术。

目前在我国的大中型城市中，自然分娩的准妈妈在生产时大多都会经历会阴侧切术。那么，什么是会阴侧切术？顺产能否不做会阴侧切术呢？侧切会不会影响产后的性生活呢？这已经成了很多准妈妈担心甚至恐惧的问题。

＊看看你是否需要做会阴侧切

有以下几种情况的准妈妈，往往需要做会阴侧切：

1 由各种原因所导致的头盆不称（胎宝宝头过大，不能通过骨盆）。

2 产钳或胎头吸引器助产的准妈妈。

3 初产，胎宝宝臀位经阴道分娩的准妈妈。

4 患心脏病、高血压等疾病，需要缩短第二产程的准妈妈。

5 早产、胎儿宫内发育迟缓或胎儿宫内窘迫需减轻胎头受压并尽早娩出的准妈妈。

6 经产妇曾做会阴切开缝合，或修补后瘢痕大，影响会阴扩展的准妈妈。

7 初产头位分娩时会阴紧张、会阴体长、组织硬韧或发育不良、炎症、水肿，或遇急症时会阴未能充分扩张，估计胎头娩出时将发生严重裂伤的准妈妈。

＊会不会影响性生活

这点你尽可放心，会阴侧切术不会影响性生活。实施会阴侧切术后，阴道和会阴部位一般都能在 1 周内愈合，再经过一段时间，可以完全恢复到正常的位置，阴道仍然能保持良好的弹性，对日后的性生活毫无影响。但为了避免性生活对恢复的肌肉组织过多的牵扯，建议使用润滑剂。

＊术后如厕怎么办

术后前几天伤口会疼痛，只要没有严重裂伤，可以正常如厕，但排便不要过度用力，以免缝合的伤口裂开。大小便后用清水冲洗会阴，并用干净的纸巾擦干。如果撕裂程度严重，已经向上影响到尿道，造成排尿上的不便，就可能需要导尿。伤口完全愈合后，对如厕没有任何影响。

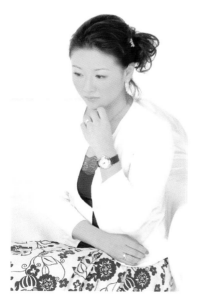

图书在版编目（CIP）数据

孕妈妈护理专家指导／尹念编著 . —北京：中国人口出版社，2012.6

ISBN 978–7–5101–1252–2

Ⅰ . ①孕… Ⅱ . ①尹… Ⅲ . ①妊娠期—妇幼保健—基本知识

Ⅳ . ① R715.3

中国版本图书馆 CIP 数据核字（2012）第 116231 号

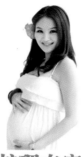

孕妈妈护理专家指导

尹念　编著

出版发行	中国人口出版社
印　　刷	沈阳美程在线印刷有限公司
开　　本	820 毫米 × 1400 毫米　1/24
印　　张	8.25
字　　数	200 千
版　　次	2012 年 7 月第 1 版
印　　次	2012 年 7 月第 1 次印刷
书　　号	ISBN 978–7–5101–1252–2
定　　价	29.80 元

社　　长	陶庆军
网　　址	www.rkcbs.net
电子信箱	rkcbs@126.com
电　　话	(010) 83534662
传　　真	(010) 83515922
地　　址	北京市西城区广安门南街 80 号中加大厦
邮政编码	100054